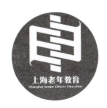

中医养老

"60岁开始读"科普教育丛书

上海市学习型社会建设与终身教育促进委员会办公室　**指导**
上海科普教育促进中心　**组编**
肖梅华　**编著**

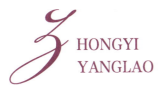

复旦大学出版社
上海科学技术出版社
上海科学普及出版社

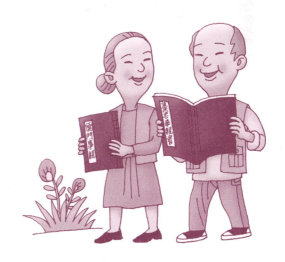

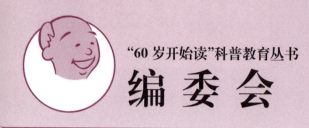

"60岁开始读"科普教育丛书
编委会

顾　　　　问	褚君浩　薛永琪　邹世昌　杨秉辉
编委会主任	袁　雯
编委会副主任	庄　俭　郁增荣
编委会成员	（按姓氏笔画排序） 牛传忠　王伯军　李　唯　姚　岚 夏　瑛　蔡向东　熊仿杰
指　　　　导	上海市学习型社会建设与终身教育促进委员会办公室
组　　　　编	上海科普教育促进中心
本 书 编 著	肖梅华

总 序

　　党的十八大提出了"积极发展继续教育，完善终身教育体系，建设学习型社会"的目标要求，在国家实施科技强国战略、上海建设智慧城市和具有全球影响力科创中心的大背景下，科普教育作为终身教育体系的一个重要组成部分，已经成为上海建设学习型城市的迫切需要，也成为更多市民了解科学、掌握科学、运用科学、提升生活质量和生命质量的有效途径。

　　随着上海人口老龄化态势的加速，如何进一步提高老年市民的科学文化素养，通过学习科普知识提升老年朋友的生活质量，把科普教育作为提高城市文明程度、促进人的终身发展的方式已成为广大老年教育工作者和科普教育工作者共同关注的课题。为此，上海市学习型社会建设与终身教育促进委员会办公室组织开展了老年科普教育等系列活动，而由上海科普教育促进中心组织编写的"60岁开始读"科普教育丛书正是在这样的背景下应运而生的一套老年科普教育读本。

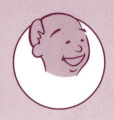

"60岁开始读"科普教育丛书,是一套适合普通市民,尤其是老年朋友阅读的科普书籍,着眼于提高老年朋友的科学素养与健康生活意识和水平。第四套丛书共5册,涵盖了中医养老、肺癌防范、生活化学、科技新知、安全出行等方面,内容包括与老年朋友日常生活息息相关的科学常识和生活知识。

这套丛书提供的科普知识通俗易懂、可操作性强,能让老年朋友在最短的时间内学会并付诸应用,希望借此可以帮助老年朋友从容跟上时代步伐,分享现代科普成果,了解社会科技生活,促进身心健康,享受生活过程,更自主、更独立地成为信息化社会时尚能干的科技达人。

前 言

为了提高老年市民的科学文化素养,通过学习科普知识提升老年朋友的生活质量,同时充分普及中医知识,发挥中医学对科学养老的促进作用,按照上海市学习型社会建设与终身教育促进委员会办公室组织开展老年科普教育等系列活动的精神,笔者参与编写了由上海科普教育促进中心组编的"60岁开始读"科普教育丛书。

本册名为《中医养老》,主要围绕《养老奉亲书》部分原文展开解读,介绍中医学对老年人的身心特征、衣食起居、特色食疗方、医药扶持及四季养生宜忌等的观点并作了发挥,同时还罗列了阅读《养老奉亲书》时的参考书目及延伸阅读书目。

《养老奉亲书》是一部专门论述老年养生的中医学著作,与我国古代其他养老著作有着明显的不同之处。他书大多强调老年人自养,而此书在强调老年人自养的同时,还强调子女晚辈必须孝敬老人。其从儒家孝道出发,充分论述了身为人子,在赡养、关爱老人方面所应尽到的责任,对于弘扬传统文化具有一定的意义。

本书不仅可供老年朋友阅读,也可供广大中医爱好者和临床工作者参考。

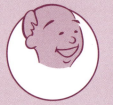

目 录

一、中医养老与《养老奉亲书》/ 1
  1. 为什么要提倡中医养老？/ 2
  2. 中医养老有哪些优势？/ 4
  3. 我国近期出台了哪些有关中医养老的政策措施？/ 6
  4. 中医养老的历史沿革如何？/ 9
  5. 中医先贤有哪些关于中医养老方面的专书？/ 12
  6. 《养老奉亲书》在中医养老方面有何突出之处？/ 15
  7. 《养老奉亲书》与《寿亲养老新书》有何关系？/ 18
  8. 《养老奉亲书》的辅助阅读参考书有哪些？/ 20

二、《养老奉亲书》如何概括老年人的身心特征 / 25
  9. "老人之常态"有哪些？/ 26
  10. 您读过明代魏骥所写的《老态诗》吗？/ 28
  11. 为何说"老人多困，坐则成眠"？/ 30
  12. 如何理解"越天常数"？/ 32
  13. 要想成为"上寿之人"有哪些条件？/ 34
  14. 长寿老人的"延永之兆"有哪些？/ 36
  15. 为什么说老人"性气不定，止如小儿"？/ 38
  16. 为什么老人"不可令孤坐独寝"？/ 40
  17. 培养"好嗜之事"是"养老之法"吗？/ 42

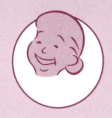

18. 如何理解家人要"以纯孝之心,竭力事亲"养老?/ 44
19. "姜诗之跃鲤,孟宗之泣笋"记载的是什么样的孝老养亲故事?/ 46

三、《养老奉亲书》对老人衣食起居有何说法 / 49

20. "栖息之室"有何要求?/ 50
21. 菊花枕有助养老吗?/ 52
22. "衣服制度"有何说法?/ 54
23. 老年人为何"不可喧忙惊动"?/ 56
24. "游息精兰""一归善道"是"养老奇术"吗?/ 58
25. 为什么说"食治"是"养老人之大法"?/ 60
26. 为什么老年人饮食要忌"生冷无节,饥饱失宜,调停无度"?/ 62
27. 春季养老饮食为何宜"减酸益甘以养脾气"?/ 64
28. 为何春季多"嘘气"可增强肺功能?/ 66
29. 春季养老在衣食起居方面有何建议?/ 68
30. 夏季饮食养老为何"减苦增辛,以养肺气"?/ 70
31. 为何夏季多"呵气"有利于养心气?/ 72
32. 夏季养老在纳凉起居方面有何建议?/ 74
33. 秋季饮食养老为何"减辛增酸,以养肝气"?/ 76

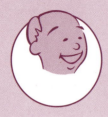

34. 为何秋季多"呬气"可使肺气得平少生病？/ 78
35. 秋季养老在饮食起居方面有何建议？/ 80
36. 冬季养老饮食为何要"减咸而增苦，以养心气"？/ 82
37. 为何冬季多"吹气"可使肾气得平？/ 84
38. 冬季养老在衣食起居方面有何建议？/ 86

四、《养老奉亲书》中特色食疗方 / 89

39. 为什么说"牛乳最宜老人"？/ 90
40. 吃莲子粥和芡实粥有助聪耳明目吗？/ 92
41. 吃鲤鱼脑粥可治老人耳聋吗？/ 94
42. 食用山药粉能"益气力、不饥延年"吗？/ 96
43. 食用姜糖能防治老人咳嗽气急吗？/ 98
44. 吃猪羊血能防治便秘吗？/ 100
45. 吃羊肉面或羊肉面片有助治疗脾胃气弱、食欲不振吗？/ 102

五、《养老奉亲书》对医药扶持养老有何说法 / 105

46. 为何"执天道生杀之理，法四时运用而行"可防病延年？/ 106
47. 为什么老年人看病不能"务欲速愈"？/ 108
48. 为什么老年人治病不宜用"攻病之药"？/ 110
49. 如何理解"大体老人药饵，止是扶持之法"？/ 112
50. "为人子者"如何帮助老人养老以求长寿？/ 115

一、中医养老与《养老奉亲书》

2　中医养老

1. 为什么要提倡中医养老？

随着生产力和社会经济的发展,人类的寿命逐步延长,长命百岁不是梦。据统计,目前我国老年人口已突破2亿,老年人的养老需求不断上升,养老问题日趋突出。为此,在解决养老问题上要发挥传统中医药作用的呼声也越来越大,渐成各界共识。

古往今来,中医学对老年人养老,有着深刻的认识和丰富的经验。早在两千多年前的《黄帝内经》在《素问·上古天真论篇》就提出,"法于阴阳,和于术数,饮食有节,起居有常,不妄作劳,故能形与神俱,而尽终其天年,度百岁乃去",初步建立了养老延寿的理论基础。隋代有《彭祖养性经》问世,可惜已亡佚。传说彭祖高寿达800多岁,虽然这个数字不可信,但从侧面说明彭祖掌握了丰富而实用的养老经验。此后,唐代孙思邈、宋代陈直、金代张从正、元代朱丹溪及清代汪昂、程钟龄、叶天士等医家,对养老均有研究和著述。这些医家的著作和学说,秉承了我国传统的儒家思想与家庭伦理观,重视自我养性(老),强调家庭养老。

以"自我养老,家庭养老"为主要特征的中医养老模式,在我国养老事业中具有重要的地位和深远的意义。

首先,由于人口基数大,无论现在还是将来的一段时间内,我国老年人口总数将居世界首位,人口老龄化给社会带来一系列影响和问题。中医养老以"自我""家庭"为主导,能有效地在小家庭中实现养老目标,灵活而易控,可以更充分发挥老年人服务自身的作用,有效地使用社会资源。

其次，家庭养老还弘扬了我国尊老敬老的传统美德，对于民族的生存发展有着深远的意义。

第三，自我养老也能够引导和鼓励老年人自立，发挥老年人参与社会生活的潜力，充分开发老年劳动力资源。老人自主保健，把他们的"余热"变为社会和家庭的财富，既有益于社会资源的合理利用，又有益于家庭融洽氛围的建立。

最后，有问卷调查显示，相信并接受中医的人群中老年人占60％以上。良好的群众基础为中医养老提供了良好的社会条件，这对于提高中医养老的认知度有着重要的意义。因此，国家大力提倡中医养老。

小贴士

2016年9月，国家卫生计生委副主任、国家中医药管理局局长王国强表示，我国养老模式离不开中医药，要发挥中医养生保健、治未病的特色优势，提供个性化、有针对性的养老服务。因此，创新打造中医养老模式提上日程。

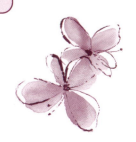

4　中医养老

2. 中医养老有哪些优势？

中医学历史悠久，在疾病防治和养生方面积累了非常丰富的经验，并形成了自己独有的理论，对中华民族的繁衍和发展做出了重要的贡献。中医在养老方面有独到的优势，主要体现在两个方面。

一是中医在疾病防治方面有优势。

中医具有处方辨证论治和施药"简、便、廉、验"的特点。辨证论治是中医诊疗的基本原则，在治疗上表现为"三因制宜"，即因人、因时、因地制宜。根据患者的年龄、性别、体质等不同特点，来制订适宜的治疗原则，称为"因人制宜"。对老年人来说，常见气血不足、脾肾亏虚，故在治疗的时候要充分顾护脾胃、填精益血。不同的老年人之间，还存在着体质的差异。例如，有阳虚、痰湿瘀交阻者，有阴虚火旺夹瘀等。在处方的时候，前者需要温阳化痰湿祛瘀，后者养阴清热祛瘀。对于地域的不同，用药也是不一样的。南方多湿热，故清热祛湿药不可少；北方多风燥，故祛风润燥不可忘。在四季用药亦有区别，春季主生发，故用药不可忽略疏肝之剂；秋季主肃降，故处方不得忘记润肺降气之药。这些灵活的治疗思路更具有针对性，也更能提高临床疗效。

中医不仅在治疗方案的构思上灵活高效，在施药的过程中，还讲求"简、便、廉、验"。①简：诊断简单。中医素有"一根针、一个枕、一把草"的说法，讲的就是中医靠望、闻、问、切四诊合参，进行疾病的诊断。这对于社区养老来说，医生可以非常方便对患者做出中医诊断，做出治疗方案。②便：治疗、用药方便。中医治疗包含的汤药、针灸、按摩、足浴等形式，资源获取便利，操作简单，无论是医生还是患者，都是能够轻易实施的。③廉：费用廉价。由于中医诊疗较为传统，没有过多的仪器依赖，药物、治疗方式的选择也较单纯,故费用相对低廉。④验:疗效确切。中医在我国历史悠久,对民族的生存和繁衍做出了重要的贡献。至今仍在治疗疑难杂症、慢性病、老年病中发挥着重要的作用,中医在临床上也有确切的疗效。

> 二是中医在老年养生方面具有丰富经验。
>
> 中医在老年养生方面,具有悠久的历史、深刻的认识和丰富的经验。中医养生学源远流长,自两千多年前的《黄帝内经》以降,历代养生大家和著作迭出,彭祖、孙思邈等长寿老人让很多老年人产生无数遐想,"法于阴阳,和于术数,饮食有节,起居有常,不妄作劳"的养生观念作为传统文化已经深入人心,食疗、导引等养生方法贯穿于人的衣食住行之中,直至今天的广场舞,都成为无数老年人的养生至爱。中医在老年养生方面经验丰富、实用,已经无需证明,已经深入人心。

一、中医养老与《养老奉亲书》

小贴士

辨证论治是理法方药在临床上的具体运用,是指导中医临床的基本原则。

"辨证"就是把四诊(望诊、闻诊、问诊、切诊)所收集的资料、症状和体征,通过分析、综合,辨清疾病的病因、性质、部位,以及邪正之间的关系,概括、判断为某种性质的证。"论治"又称为"施治",即根据辨证的结果,确定相应的治疗方法。辨证论治的过程,就是认识疾病和解决疾病的过程。

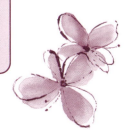

6 中医养老

3. 我国近期出台了哪些有关中医养老的政策措施？

自2015年以来，国家接连出台了一些有关中医养老的政策措施。

2015年5月，国务院印发了《中医药健康服务发展规划(2015—2020年)》，积极发展中医药健康养老服务被列为重点任务。该规划提出发展中医药特色养老机构，鼓励新建以中医药健康养老为主的护理院、疗养院，推动中医医院与老年护理院、康复疗养机构等开展合作，促进中医药与养老服务结合，并支持养老机构开展融合中医药特色健康管理的老年人养生保健、医疗、康复、护理服务，有条件的中医医院开展社区和居家中医药健康养老服务。

2017年3月，国家中医药管理局、全国老龄办、国家发展改革委等12个部门共同发布《关于促进中医药健康养老服务发展的实施意见》(以下简称《意见》)，重申了"中医药健康养老服务"，是运用中医药(民族医药)理念、方法和技术，为老年人提供连续的保养身心、预防疾病、改善体质、诊疗疾病、增进健康的中医药健康管理服务和医疗服务，包括非医疗机构和医疗机构提供的相关服务，是医养结合的重要内容。

《意见》提出到2020年，中医药健康养老服务政策体系、标准规范、管理制度基本建立，医疗机构、社会非医疗性中医养生保健机构(以下简称中医养生保健机构)与机构、社区和居家养老密切合作的中医药健康养老服务体系基本形成，中医药健康养老服务基本覆盖城乡社区，60%以上的养老机构能够以不同形式为入住老年人提供中医药健康养老服务，65岁以上老年人中医药健康管理率达到65%以上。所有二级以上中医医院均与1所以上养老机构开展不同形式的合作，开设为老年人提供挂号、就医等便利服务的绿色通道，为机构、社区和居家养老提供技术支持。

《意见》提出6项重点任务：①加快中医药健康养老服务提供机构建设；②建立健全中医医院与养老机构合作机制；③增强社区中医药健康养老服务能力；④培养中医药健康养老服务人才；⑤发展中医药健康养老服务产业；⑥规范中医药健康养老服务。

《意见》指出在政策支持上将采取以下3点措施。

一是进一步放宽市场准入。凡是符合社会办医、民间资本举办养老机构等规定的，均可依法举办中医药健康养老服务提供机构。优化简化审批流程，加快审批进度，并向社会公布。

二是落实和完善相关支持政策。综合施用政策杠杆，引导社会资本、境外资本参与中医药健康养老服务。民政部门要将符合条件的中医药健康养老服务纳入养老服务范围，对中医医院举办和托管的养老机构与其他社会力量举办的养老机构予以相应的扶持；支持具有资质的养老机构、基层老年协会承接适宜的中医药健康养老服务。税务部门要落实税收优惠政策和研发费用加计扣除政策。人力资源社会保障部门要将符合条件的中医药健康养老机构设置的医疗机构按规定纳入医保定点范围。加大用地支持政策落实力度，优先安排符合条件的中医药健康养老项目。加大对中医药健康养老服务企业的融资筹资支持力度。

三是开展中医药健康养老服务试点示范。鼓励地方开展中医药与养老服务结合试点，建设一批中医药特色医养结合示范基

8　中医养老

地,探索促进中医药与养老服务相结合的有效形式。中医药管理部门和老龄工作机构要会同相关部门跟踪各地进展,帮助解决试点中的困难和问题,及时总结推广好的经验和做法,完善相关政策措施。

小贴士

　　发展中医药特色养老机构。鼓励新建以中医药健康养老为主的护理院、疗养院。有条件的养老机构设置以老年病、慢性病防治为主的中医诊室。推动中医医院与老年护理院、康复疗养机构等开展合作。

　　促进中医药与养老服务结合。二级以上中医医院开设老年病科,增加老年病床数量,开展老年病、慢性病防治和康复护理,为老年人就医提供优先优惠服务。支持养老机构开展融合中医特色健康管理的老年人养生保健、医疗、康复、护理服务。有条件的中医医院开展社区和居家中医药健康养老服务,为老年人建立健康档案,建立医疗契约服务关系,开展上门诊视、健康查体、保健咨询等服务。

——《中医药健康服务发展规划(2015—2020年)》

4. 中医养老的历史沿革如何？

中医养老有悠久的历史。两千多年前的《黄帝内经》初步建立了中医养老的理论基础，隋代的《彭祖养性经》从侧面说明彭祖掌握了丰富而实用的养老经验，此后唐代孙思邈、宋代陈直、金朝张从正、元代朱丹溪及清代汪昂、程钟龄、叶天士等医学家，对老年医学均有研究和发挥。

唐代孙思邈所著《备急千金要方》中，虽然未专列养老章节，但其中的"食治""养性"两卷对于如何保健延年非常有价值。《备急千金要方》总结了历代医家和养生家的养生见解，详细介绍了养性、居处、按摩、调气、服食等方面的调养方法。如对于居住环境，要求"必须周密，勿令有细隙，致有风气得入"，一旦"小觉有风，勿强忍，久坐必须急急避之"，否则"使人中风"。"凡在家及外行，卒逢大飘风豪雨震电昏暗大雾"，宜"入室闭户"，"安心以避之"，又"阴雾中亦不可远行"。按摩方法中有天竺国按摩法、老子按摩法。对于养生服食，天门冬方、地黄方、黄精膏方等至今在临床上仍有疗效。

孙思邈晚年又编撰了《千金翼方》，约成书于唐代永淳二年(683年)，书中记载了他在《备急千金要方》成书后约30年间所收集的药方，可补《备急千金要方》之不足。在《千金翼方》中，"养老"一词正式出现。

10　中医养老

宋代陈直秉承《黄帝内经》《黄帝阴符经》《备急千金要方》之说,参考《伤寒杂病论》《神农本草经》《千金翼方》《太平圣惠方》等著作,写成了《养老奉亲书》,专论老人医药之法、摄养之道,介绍老人食治之方。《养老奉亲书》对后世中医养老学说的发展有着重要的影响。元代邹铉增补并易名为《寿亲养老新书》,流传较广。

金代张从正又著《儒门事亲》,该书是以养老事亲为宗旨的医学专著,对临床各科均有指导意义。

元代朱丹溪提出以节欲为中心的养生学思想,其主张节饮食、戒色欲,反对服食丹药。清代汪昂著《勿药元诠》,载有《养生颂》《金丹秘诀》《保健十六宜》等著作10余种,论述精辟。汪氏自幼坚持练功,讲求养生之道,强身防病。他年过八旬,身体仍健壮,精力充沛,证明了其理论的可靠性。明代徐大椿在《古今医统大全》中列"老老余编",对前贤陈直《养老奉亲书》多有转载和强调。清代曹廷栋著《老老恒言》5卷。清代程钟龄、叶天士等医学家,对老年医学亦有研究和发挥。

随着我国老龄化社会的形成,老年医学得到重视。今天中医老年医学在继承传统的基础上结合现代医学成果,有了新的发展,中医养老又有了新说。

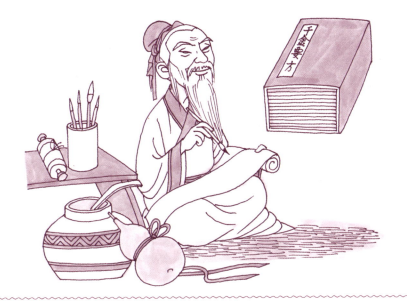

一、中医养老与《养老奉亲书》

小贴士

　　《备急千金要方》又称《千金要方》《千金方》，共 30 卷，是综合性临床医著。约成书于唐代永徽三年（公元 652 年）。该书集唐代以前诊治经验之大成，对后世医家影响极大。特别是书中第一卷所列的《大医习业第一》《大医精诚第二》两篇文章，是后世"仁心仁术"的重要来源之一，奠定了中医伦理学的基础。

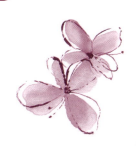

5. 中医先贤有哪些关于中医养老方面的专书？

养老敬老是中华民族的优良传统，我国历代医家都非常重视养老，在实践中总结了丰富的理论和经验，并形成专论专篇。其中有部分经典之作流传至今，成为后世老年医学的重要学习范本。这里列举5种，以供老年朋友阅读参考。

(1)《养老奉亲书》。宋代陈直撰。该书内容融合《黄帝内经》《黄帝阴符经》《备急千金要方》《食医心镜》《食疗本草》《太平圣惠方》等书，并结合自己的心得体悟而撰成。全书包括饮食调治、形证脉候、医药扶持、性气好嗜、宴处起居、食治老人诸疾方等内容。主要论述老年保健、四时摄养措施、疾病预防理论及治疗方法。尤其主张，老人有病先食疗之，未愈则命药疗之。饮食宜温热熟饮、忌黏硬生冷；药饵宜用扶持之法。该书作为成书前期养老经验的集大成者，对后世老年人养生理论影响较大。

(2)《儒门事亲》。金代张从正编撰。该书秉承"唯儒者能明其理，而事亲者当知医"之思想，故命名为《儒门事亲》。书中前3卷为张从正亲撰，其余各卷由张氏口述，经麻知几、常仲明记录、整理而成。全书共15卷，各卷由诸篇论文汇编而成，每卷含数篇论述，有说、辨、记、解、诫、笺、诠、式、断、论、疏、述、衍、诀等体裁。具体包括"事亲"本书、治百病法、十形三疗、杂记九门、撮要图、百法心要、三法六门、"三消论"（刘完素）、扁鹊华佗察声色定生死诀要、世传神效方等内容。

该书注重阐发邪实为病的理论，倡导攻下三法治疗诸病。书中以六邪归纳诸病之因，以三法治之，名为"六门三法"，此即为该书

一、中医养老与《养老奉亲书》

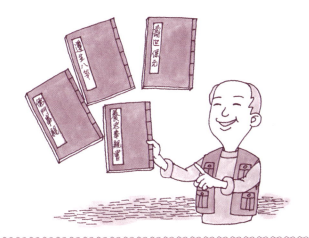

创立的"攻邪论"的主要思想。在具体应用汗、吐、下三法时,作者从治法范围、适应证、禁忌证等方面作了系统阐述,较前人认识有了较大的扩充。三法均有具体用法、注意事项、禁忌证,应用范围广泛,内容丰富,所用药物遵崇刘完素,偏于寒凉,颇有心得。同时,书中对应用补法有独到见解,认为邪去后才可言补,重在以五谷、五菜、五果、五畜、五菜充养之,并批评世风好补之偏。因此,可以认为《儒门事亲》是从养亲敬老为出发点的医学临床著作,一般读者知晓其要旨即可。

(3)《寿亲养老新书》。元代邹铉在《养老奉亲书》基础上增补撰写而成。全书共4卷,详细论述养生方法,主要针对老年人。卷一为《养老奉亲书》的内容,卷二至卷四为邹铉续增:卷二分保养、服药诸篇,罗列古今丸、丹、膏、散、酒、粥、糕、饼等具体方药与主治;卷三与卷四为寝、兴、器、服、饮、膳、药石之忌宜,附妇儿食治诸方,共256条。其中卷三中的"太上玉轴六字气诀",为古代记载最详细的六字气诀;尚有"食后将息法"及"养性"等导引养生方面的内容。

14　中医养老

(4)《遵生八笺》。明代高濂撰,刊行于公元 1591 年。全书共 20 卷,分为《清修妙论笺》《四时调摄笺》《却病延年笺》《起居安乐笺》《饮馔服食笺》《灵秘丹药笺》《燕闲清赏笺》《尘外遐举笺》等 8 笺。它是一部内容广博又切实用的养生专著,也是我国古代养生学的重要文献之一,有较高的参考价值。现有清代嘉庆十五年(1810 年)弦雪居重订本等。近年有巴蜀书社等排印本。德贞(J·Dudgeon)曾于 1895 年将此书译成英文,在国外广为流传,可见其影响之大。

(5)《寿世保元》。明代龚廷贤撰著。全书共 10 卷,卷一为基础理论,卷二至卷六为内科杂证,卷七为妇科,卷八为儿科,卷九为外科,卷十为民间单方、杂治、急救、灸疗等方。本书与作者的另一部著作《万病回春》相为羽翼,内容亦多相似,惟对中医基础理论的阐述较详。龚氏在首卷"医说"中,概述了由"神农尝百草"、《黄帝内经》到《难经》《伤寒论》《金匮要略》及后世医家的贡献,强调中医理论本之于《黄帝内经》。其论述包括脏腑、经络、诊脉、用药等,对诊脉描述尤详,并对脏腑、气血等重要内容作了专篇论述。书中对临床各科疾病的证治亦阐述精详,每种病证之下均先采前贤之说分析病因,然后列述症状,确立治法,后备方药,有的尚附有验案,对于老年医学和中医养老颇有借鉴意义。

小贴士

中医养老,特别是中医养生,古往今来,著作汗牛充栋,多如牛毛。这里只列举出 5 部有影响的代表作。若有对这几部古书感兴趣的读者,可到当地书店仔细搜寻,现在都有简体本问世,阅读方便。

6.《养老奉亲书》在中医养老方面有何突出之处?

《养老奉亲书》成书于宋代,不晚于北宋神宗元丰八年(1085年)。它上承《黄帝内经》《黄帝阴符经》《备急千金要方》之学,参考《伤寒杂病论》《神农本草经》《千金翼方》《太平圣惠方》等方药著作而成。

全书分上下两部分。上部分有16篇,计160条,简称"上籍",介绍老人食治之方;下部分有13篇,计46条,简称"下籍",阐述老人医药之法、摄养之道。书中重点记述老年人的防病理论与方法、四时摄养的措施,以及对老年病的药食疗法,所录的一些四时通用的老人药方以及食疗之方,大多方法简便、切合实用。综合来看,其在中医养老方面有以下突出之处。

《养老奉亲书》首次系统阐发老年人病因病机。《养老奉亲书》认为,人进入老年后出现下列变化。

(1) 体质发生变化:①气血日衰,真阳气少;②五脏气弱,脾胃薄弱;③形体羸瘦,活动减少,心力倦怠,易于懈怠;④骨质疏松,易生筋骨疾患;⑤腠理疏松,易于外感病邪。

(2) 性情上亦发生改变:①性情不定,喜怒如小儿;②性格多孤僻,易于伤感。

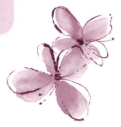

(3) 病理上,由于气血精神亏虚,脾胃运化衰弱减退,容易出现:①怕冷怕热,视听不聪明;②头晕头痛;③脾胃疾病;④引发宿疾。

《养老奉亲书》重视和发展了老年食疗。在治疗方面,《养老奉亲书》提出重视脾胃,以食疗为主,食养是顾护脾胃的主要体现,是平稳养老的重要内容。书中共列方剂232首,其中食疗方剂有162首,占全部方剂的近七成。这些食疗方可大致分为4类,即软食类、硬食类、饮料类、菜肴类。

养老食疗方首见于孙思邈《千金翼方》,但仅列方17首。《养老奉亲书》在此基础上博采众方,大大扩充,制作与服法因人、因时、因药、因病而变,丰富了中医学的食疗内容。

对于养老,《养老奉亲书》倡导将护奉养,突出预防。《养老奉亲书》认为,凡人衰晚之年,全靠子孙孝养,将护于坐卧栖息、衣着起居、饮食精神,以免生疾病。尊老养老是中华民族的优秀传统美德,倡导这些对于构建社会主义和谐社会有重大意义。

《养老奉亲书》对后世养生家有深远的影响。《寿亲养老新书》就是元代邹铉在《养老奉亲书》的基础上增补而成,后相继刊行传至朝鲜和日本。明代高濂所著的《遵生八笺·四时调摄笺》中的药品也多来源于此。明代徐春甫《老老余编》、刘宇《安老怀幼书》、清代曹慈山《老老恒言》、石成金《长生秘诀》等20余种医籍,或遵《养老奉亲书》体例,或引用其中内容。

一、中医养老与《养老奉亲书》

小贴士

　　石成金是清初顺治、康熙时代一位杰出的养生学家,字天基,号醒庵愚人,世居扬州。他幼多疾患,故长重养生。据其在《长生秘诀·序》中所述,他一岁缺乳,哺以糕点,食不知饱,染成疳积,骨瘦如柴,群医束手。后戒食,仅服水粥少许,调整数月始愈。六岁上学,又得晕厥症,发如死人,非灌参汤不苏。故十五岁遵父嘱,转而攻医,尤重养生诸书,且先后拜访十余名养生有道之士,深得名师指点,依法调养实施。行未三月,晕病潜消。一年后由弱转强,不仅全身沉疾痼病俱无,伤风感冒及其他微恙亦不沾体,成年后与青少年相比,前后判若两人。"因思世人病弱者不少,为能将己摄生体验著书立说,使彼等亦知此法,则老弱之人延年益寿,轻壮年可免疾患临身,一生安享健康安乐之福,岂不善哉?"

　　《长生秘诀》介绍了石成金多年来调摄自身的心得,包括养生概论、心思部、房事部、饮食部、起居部、养生歌诀等。内容全面详实,贴近生活,表述形式通俗易懂,具有实用性和指导性,自问世以来受到世人的关注和喜爱。

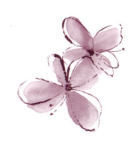

7.《养老奉亲书》与《寿亲养老新书》有何关系？

《寿亲养老新书》为综合性养生著作,元代邹铉撰。全书4卷,书中论述养生方法较详,主要针对老人。它是在《养老奉亲书》基础上续增篇幅后写成的:卷一原名《养老奉亲书》,为宋代陈直撰,讲饮食调养、形证脉候及简妙老人备急方等15篇,共223条;卷二至卷四为邹铉续增。卷二题为"古今嘉言善行七十二事",介绍一些古今长寿老人的故事传说、名人诗词文辞。卷三收集的内容比较多,包括吐纳养生之六气诀、10首粥方、15首保健茶汤方、3种营养酒方及7款熏香用的香料方。除此之外,更大的篇幅用以讨论老人怡情养性、山居旅游、园艺种植、食品制作等方面的内容,反映古代养生家放弃政治追求、返璞归真、回归自然的养生主张。卷四比较集中地给出老人的药治食治方,包括37个内服药治方(其中有7方为邹铉制的成药,有方名无处方)、27首食治方、10首药酒方、2首刷牙方。此外,于卷末还收集了50余首用于孕妇、产妇及小儿的简易食治方。

从全书结构来看,《寿亲养老新书》是围绕《养老奉亲书》进行阐述和补充的,不仅保留了《养老奉亲书》原书的全貌,在思想上也谨遵《养老奉亲书》之意。因此,受到保留第一卷原貌的限制,后面的三卷结构安排稍嫌零乱。

《寿亲养老新书》继承了陈直注重老年食疗养生和老年精神养生的思想,所记载食治方、医药方及一些具体的养生方法,操作简便,易于推行,一般具有中医常识的人皆可按法施用。值得一提的是,邹铉非常推崇《养老奉亲书》,在现实中认真实践陈直的养老思想,谨慎奉养老母亲,生活中按照书中所介绍的方法细心呵护，饮食上采用《寿亲养老新书》中陈氏和自己拟定的食疗方，邹母获80余岁高寿，邹铉亦将此养生方法用在自己身上，也获得高寿。

最后，还要说一下阅读时要注意时代的局限。例如，关于邹铉所续之卷二《古今嘉言善行七十二事》，《四库全书总目提要》就颇有微词："其中如祝寿诗词连篇加载，不免失于冗杂。又叙述闲适之趣，往往词意纤仄，采掇琐碎。明季清言小品，实亦滥觞于此。"这一问题的确存在。除此之外，对于此书所给出的个别补养方，如卷四中提出的扶羸黑白丹之"白丹"用钟乳粉为丸，八仙丹用辰砂、磁石、赤石脂、代赭石、石中黄等为丸，都是服石之遗风，对人体有害无益。读者在阅读使用时，一定要加以注意、正确区别。

小贴士

《养老奉亲书》中的"奉亲"，实际上可以理解为"孝亲"，是对家中后辈侍奉老人而言的。如何算是"孝亲"？陈直在该书的《贫富祸福第六》中指出："奉亲之道，亦不在日用三牲，但能承父母颜色，尽其孝心，随其所有，此顺天之理也。"儿女孝顺，衣食无忧，则可得养老而尽其天年。

8. 《养老奉亲书》的辅助阅读参考书有哪些？

从《养老奉亲书》的序可以看出，在成书的过程中，作者陈直作为医家，参考了宋代之前的许多医学书籍、方剂本草书籍，最主要的是《黄帝内经》《千金翼方》《太平惠民和剂局方》，故在阅读《养老奉亲书》时可翻阅此3部医著。

《黄帝内经》是中医学四大经典著作之一，是一部冠以中华民族先祖"黄帝"之名的巨著，是中医现存成书最早的一部医学典籍。它包括《素问》和《灵枢》两部分，是涵盖生理学、病理学、诊断学、治疗原则和药物学的医学巨著。在理论上建立了中医学上的"阴阳五行学说""脉象学说""藏象学说""经络学说""病因学说""病机学说""治则学说"及"养生学""运气学"等学说。其医学理论建立在中国古代哲学理论的基础之上，反映了中国古代朴素唯物主义辩证思想。

《千金翼方》由唐代孙思邈撰，约成书于唐代永淳二年。作者集近30年之经验，以补早期巨著《备急千金要方》之不足，故名"翼方"。全书共30卷，收载药物800余种，对妇人、伤寒、小儿、养性、补益等方面都进行了详细的论述，是一部内容丰富、取材广博的中医学著作。它不仅是一部中医研究和临证的主要参考书籍，也是一部中医爱好者的必备参考书。

《太平惠民和剂局方》一名《和剂局方》，共10卷，宋太医局编。初刊于1078年以后。本书是宋代太医局所属药局的一种成药处方配本。宋代曾多次增补修订刊行，而书名、卷次也有多次调整。最早曾名《太医局方》。徽宗崇宁间(1102—1106年)，药局拟定制剂规范,称《和剂局方》。大观年间(1107—1110年),医官陈承、裴宗元、陈师文曾加校正,成5卷21门,收279方。南渡后绍兴十八年(1148年)药局改名为"太平惠民局",《和剂局方》也改成《太平惠民和剂局方》。其后经宝庆、淳佑年间陆续增补为10卷,成为现存通行本。将成药方剂分为诸风、伤寒、一切气、痰饮、诸虚、痼冷、积热、泻痢、眼目疾、咽喉口齿、杂病、疮肿、伤折、妇人诸疾及小儿诸疾共14门788方。均系收录民间常用的有效中药方剂,记述了其主治、配伍及具体修制法。其中有许多名方,如至宝丹、牛黄清心丸、苏合香丸、紫雪丹、四物汤、逍遥散等,是一部流传较广、影响较大的临床方书。

此外,还有其他类似书籍可以参考,现介绍如下3种。

(1)《养生类纂》。作者周守忠,字守中,号松庵,生卒年月及生平均不详。他还著有《古今谚》《姬侍类偶》《养生月览》《历代名医蒙求》等书。《养生类纂》又名《养生杂类》,汇集了130余种古籍中有关养生保健的理论和方法,归类编次,条理清晰,堪称古代养生著作的典范。分养生部、天文部、地理部、人事部、居处舍部、服章部、食馔部、羽禽部、毛兽部、鳞介部、米谷部、果实部、菜蔬部、草木部、服饵部,共15部。其中,养生部3卷、人事部5卷、食馔部2卷,共计22卷。

(2)《医说》。作者张杲(1149—1227年),字季明,新安(今安徽歙县)人,南宋著名医史专家。张杲出生于名医世家,伯祖张扩是北宋享誉全国的杏林高手,祖父张挥和父亲张彦仁的医术也相当高超。张杲少承家学,文化水平和理论素养也比较高,因此,他一方面从事临床诊治工作,另一方面又发挥了以儒业医的特长,从事医学史料和禁方秘方的搜集整理。张杲立志从南宋以前各类文史著作和其他杂著中钩稽医学典故及传说,加以整理成书。1189年,这部著作的初稿完成,以后又经过36年的增补修订,于1224年定稿并刊刻,取名为《医说》。这是一部记载了从上古到张杲本人生活的时代为止、内容十分丰富、体例更为成熟的医学掌故及见闻汇编。在体例上,《医说》分为历代医家、医书、本草、针灸、诊法以及多种病证、养生、修养调摄等49个门类,编排独具特色,脉络清晰明白,而且书中所记大多载明出处来历。《四库全书提要》评价此书:"取材既富,奇疾险证,颇足以资触发,又古之专门禁方往往在焉。三世之医,渊源有自,固与道听途说者殊矣。"《医说》的文献价值很高。其中的许多记载为独特的资料,其所引之书或已亡佚,甚至未见书目著录,借助于《医说》所引,可窥其一斑,可供辑佚;《医说》中所引的一些文献虽见存于世,但仍有佚文存于《医说》中,可供辑佚之用;借助《医说》可以考镜学术源流。

(3)《摄生消息论》。作者为元代丘处机。全书1卷。书中既有道家观点,又有儒家论述。书中据《黄帝内经》养生意旨,结合个人心得,针对春、夏、秋、冬四时的防病调摄原则与方法等分别作了简要的论述,尤偏重于老年养生。其四季养生之说与《养老奉亲书》相同,均源自《黄帝内经》。

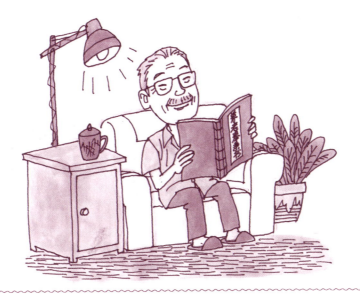

一、中医养老与《养老奉亲书》

小贴士

《养老奉亲书》现代简体字本首推上海科学技术出版社于1988年5月出版发行的陈可冀、李春生订正评注本,由著名历史学家、小说家姚雪垠先生题写书名。后北京大学出版社于2014年5月推出该书的第二版,对内容作了扩充和更新,老年朋友可找来阅读参考。

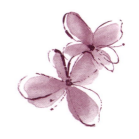

二、《养老奉亲书》如何概括老年人的身心特征

9. "老人之常态"有哪些?

原文选摘

> 上寿之人,血气已衰,精神减耗,危若风烛,百疾易攻。至于视听不至聪明,手足举动不随;其身体劳倦,头目昏眩,风气不顺,宿疾时发;或秘或泄,或冷或热,此皆老人之常态也。
>
> ——《医药扶持第三》

上面这段文字鲜明地概括出"老人之常态",同时也从中医学的角度指出,老年人的体质特点在于气血已经虚衰,而气血又是精神的基础,故精神亦随之减损消耗,不能耐受劳累,无法长时间坚持工作。气血亏虚,人体器官各项功能因而衰退,犹如风中残烛易于熄灭,岌岌可危,机体容易遭到各种病邪侵袭,特别是伤风外感之类的病症最容易继发各种疾病,甚至夺走生命。

气血不足,上窍失于滋养,容易视物不明、耳听不聪,气血亏虚,肢体无以濡养,故举手投足行动不利落;气血不足,身体困顿无力,头晕眼花;气血亏虚,不能适应环境的改变,容易出现水土不服或者季节适应能力减退,时时引发宿疾;气血不足,脾胃功能衰退,容易出现大便闭结或者腹泻的症状,时常怕冷或怕热。

宿疾是旧有的疾病,如哮喘、癥瘕积聚、肠胃病等,多是年轻时七情郁结、饮食劳倦、外邪久侵,致痰饮瘀血留滞体内,不易治愈。老年人气血亏虚,一旦受到外邪侵袭则可引发,如受寒外感后,极易引发哮喘;饮食不洁或不易消化者,则可再发胃病。而这些宿疾或轻或重,皆能加速衰老。

> 这些都是老年人常见的疾病状态,而归根到底都是脾胃功能的衰退。脾胃亏虚,则运化失职,精微物质运化不及,而水饮痰湿更加不化,滞于机体,产生各种老态、病态。

平常生活中,形容老年人的一些成语或习惯用语,如"老态龙钟""人老腿先老""老眼昏花""风烛残年""心有余而力不足"等,也都鲜明地点出了老年人的常态。如果您发现有了这其中之一时,一是要服老;二是要采取措施延缓衰老,让自己老当益壮、焕发人生再一春。

小贴士

老年人养老,宜顺治缓调,慎饮食起居,远离病邪意外。要时刻注意血气衰弱、五脏渐损的情况,时刻注意照顾脾胃,在采用药食调补的时候以祛邪而不伤正的食物和方药为佳,切忌急于求成。

二、《养老奉亲书》如何概括老年人的身心特征

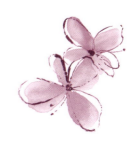

10. 您读过明代魏骥所写的《老态诗》吗？

原文选摘

> 莲实粥方　食治老人益耳目聪明、补中强志。
> 莲实（半两，去皮，细切）　糯米（三合）
> 上先以水煮莲实令熟，漉出。次入糯米作粥，候熟，入莲实搅令匀。热食之。
>
> ——《食治老人眼目方第二》

订正评注本《养老奉亲书》在此条后的释文中，提及明代正统年间吏部尚书魏骥写过一首《老态诗》，诗曰：

渐觉年来老病磨，两肩疲痛脊梁驼。
耳聋眼暗牙齿蛀，腿软足疼鼻涕多。
脏毒头风时又举，痔疮疝气不能和。
更兼酒积微微发，三岁孩童长若何。

这首诗可以说是淋漓尽致地描述了魏骥自己年老体弱、多病缠身的状况，其中有腰背痛、耳聋、视物不明、痔疮、疝气、酒积（饮酒过度，湿热伤脾，以腹痛欲利，利下黄沫，酒后加剧，小便赤涩，脉洪数滑大等）等10来种老年病症。肩脊齿腿之患当责之于肾精亏竭，痔疝归于中气不足，酒积鼻涕多属于脾虚不运，耳聋眼暗为肝肾亏虚表现。上述疾患均可归结到脾肾两虚。因此，选用"食治老人眼目方第二"篇中"莲实粥"正是对症。

"莲实粥"方中莲子味甘、平，入脾、肾、心经。具有补中养神、健脾补胃、止泻固精、益肾涩精止带的功效。主治心烦失眠、脾虚久泻、大便溏泄、久痢、腰疼、男子遗精、妇人赤白带下。其所治脾经疾患最多，故明代李时珍称莲子为"脾之果"，用之补益中焦元气，使元气得和，津液相成，则诸窍自然通利。莲子又可交心肾，益肾涩精，佐以糯米，增强补中益气之效，使痔疝、食积诸中焦病转愈。莲子、糯米配伍，相辅相成，为平补剂中之佳品。且莲子属补益类延缓衰老植物药，长期服食，能令"神乃自生，久视耐老"，"令人肥健"，故不单治耳目之疾，对机体全身状况的改善也很有好处。

> 莲实粥可选用当季新鲜莲子或者莲子干品，糯米可以换成粳米以避免滋腻，两者的用量可参考自家平时用量。

二、《养老奉亲书》如何概括老年人的身心特征

小贴士

　　古往今来，描写老态的诗有好多首，大多妙趣横生。元代著名书画家赵孟頫的一首诗《老态》最为有名。诗云：

　　　　老态年来日日添，黑花飞眼雪生髯。
　　　　扶衰每借齐眉杖，食肉先寻剔齿签。
　　　　右臂拘挛巾不裹，中肠惨戚泪常淹。
　　　　移床独坐南窗下，畏冷思亲爱日檐。

　　这首诗点出了多种常见的老人之常态，如飞蚊症、鬓角花白、驼背、牙齿脱落、肩周炎、腹泻、溢泪、孤独、怕冷、喜欢晒太阳等，自我调侃，幽默风趣。

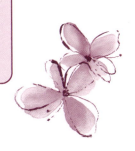

11. 为何说"老人多困，坐则成眠"？

原文选摘

> 凡人衰晚之年，心力倦怠，精神耗短，百事懒于施为，盖气血筋力之使然也。
>
> ——《宴处起居第五》

人到老年，体力不足，加上退休后思维放松，容易疲劳，精神头逐渐减损，各种事情都懒得去干，从中医学角度来讲，这都是由于气血亏虚、筋脉失于濡养、气力不足而生。由于精力欠缺，老人经常处于困顿状态，时不时容易犯困。因此，我们经常能看到老人稍微坐坐就打盹的现象。这是正常的生理现象，老年朋友不必为此着急上火。

但有一种情况需要引起注意。那就是老年人由于精气不足，阴虚阳虚时有，难有阴平阳秘的状态，阳气不足，白天无以振奋精神；阴精亏虚，夜间阴不济阳，神志难以安潜，所以，不仅能见老人"坐则成眠"，还能见老人"卧则难眠"的现象。老年人本来就睡眠浅、醒得早，再"卧则难眠"，就更加难受，时间长了，会引发疾病。

因此，老年人在平时需要稍微久坐的时候，不要坐太高或太矮，凳子最好要有扶手和靠背，旁边有人看护，以免打盹时摔下来。同时，要合理安排睡眠时间，白天可在午间小睡片刻，晚上烫烫脚、洗洗脸、早睡早起。平时注意饮食调养，补益气血。还有就是要调节情志，忌大喜大悲，鼓励自己稍微增加体力活动，促进气血运行。

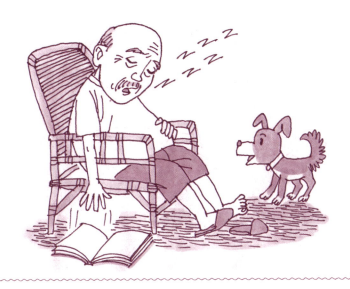

二、《养老奉亲书》如何概括老年人的身心特征

小贴士

　　养老专家告诉我们，老年人的座椅以稳当为妥，可选择有扶手、踏板和靠背的藤椅或圈椅为主。困顿即小憩；稍稍运动，可提升精神。

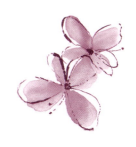

12. 如何理解"越天常数"？

原文选摘

女子之数七，丈夫之数八。女子七七四十九，任脉虚，冲脉衰，天癸竭，地道不通。丈夫八八六十四，五脏皆衰，筋骨解堕，精气尽，脉弱形枯。女子过六十之期，丈夫逾七十之年，越天常数。

——《形证脉候第二》

"越天常数"，从字面上讲，就是超越了自然常在的数目，指岁数超过了一般人活的岁数，成为长寿之人。追根溯源，上段文字源于《素问·上古天真论篇》，原文如下：

女子七岁，肾气盛，齿更发长；二七而天癸至，任脉通，太冲脉盛，月事以时下，故有子；三七肾气平均，故真牙生而长极；四七筋骨坚，发长极，身体盛壮；五七阳明脉衰，面始焦，发始堕；六七三阳脉衰于上，面皆焦，发始白；七七任脉虚，太冲脉衰少，天癸竭，地道不通，故形坏而无子也。丈夫八岁，肾气实，发长齿更；二八肾气盛，天癸至，精气溢泻，阴阳和，故能有子；三八肾气平均，筋骨劲强，故真牙生而长极；四八筋骨隆盛，肌肉满壮；五八肾气衰，发堕齿槁；六八阳气衰竭于上，面焦，发鬓颁白；七八肝气衰，筋不能动，天癸竭，精少，肾脏衰，形体皆极；八八则齿发去。

上段文字较长，但内容简单，大致意思是说，古人认为，女子的年龄进阶以"七"为基数，男子则以"八"为基数，也就是每过七、八年即是一种新的生理状态。女子49岁任脉空虚，冲脉衰败，天癸枯竭，月经绝止；男子64岁五脏之脏器衰减，筋骨软弱无力，精气耗尽，脉搏无力，形容枯槁。如果女子能超过60岁的年龄，男子能迈过70岁的年龄，就可认为是超越了寻常寿命。唐代杜甫也有"人生七十古来稀"的感叹，这就是"越天常数"。

显然，这与当今社会已经无法相比。在今天，随着社会的发展进步，老年人80岁、90岁，甚至100岁，长寿者比比皆是，更是达到"越天常数"，人生百岁不是梦！

小贴士

按照国际上的说法，长寿地区的一个重要标准就是每10万人口中百岁老人达到7人。2015年上海全市沪籍百岁老人共计1 751人，比上年增加120人；每10万沪籍人口中拥有百岁老人12人，比上年增加1人；上海市民的预期寿命攀升至82.75岁。

二、《养老奉亲书》如何概括老年人的身心特征

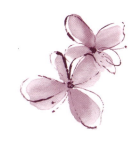

13. 要想成为"上寿之人"有哪些条件？

原文选摘

> 上寿之人，若衣食丰备，子孙勤养，承顺慈亲，参行孝礼，能调其饮食，适其寒温，上合神灵，下契人理，此顺天之道也！
> ——《形证脉候第二》

上文中的"上寿之人"，显然是指长寿之人，这段话的意思是说：首先，长寿的老年人，多有外在条件，就是要有点经济基础，衣食才能丰厚完备，不受冻馁之苦，元气不伤；其次是家庭和睦，正所谓家和万事兴，膝下有子有孙，子孙殷勤恭敬奉养，长幼有序，行事以孝道为准则，老人自然心情舒畅，气血条畅；再次是老年人能够自行合理安排日常生活、调节饮食，使气血充足、元气旺盛；第四是身体灵活适应寒温，能及时随天气变化增减衣物，远离致病因素，保持身体健康；最后是老人自身方面，要承顺天地间的规律办事，要服老，要认可自己的生理变化，做一些力所能及的事。具备上述几条，可使后天之本健旺而元气充足，精神负担减轻而心情舒畅，自能延年益寿。

总结分析这段话，再结合现在的情况，老年人要想长寿的条件可以简单归结为衣食丰备、子孙孝养、善适寒温。

对于今天的老年人来讲，衣食丰备不是什么问题。子孙们大多为了生计工作忙碌，绕膝式孝养的天伦之乐只能在一定程度上实现。而善适寒温是老人能够也是最需要做到的。善适寒温，不仅是灵活应对天气的改变而随时增添衣物，还要保持和提升身体

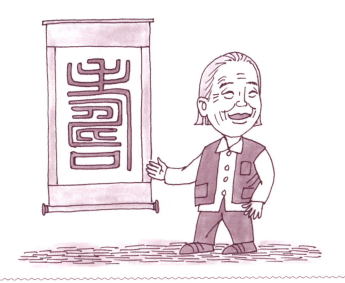

二、《养老奉亲书》如何概括老年人的身心特征

的寒热适应能力,少生疾病。因为随着年龄增长,老人对温度的感知变得迟钝,身体又越来越不能适应气候的变化,所以,保持和提升善适寒温的能力显得更加重要。这种能力的保持和提升,来自饮食的科学调养和运动的科学参与。因此,从现阶段来看,"善适寒温"是长寿的最重要条件。

小贴士

南京中医药大学黄煌教授曾讲过:"女性比男性长寿。"他说,据报道在全球各地的百岁老人中,有一个共通之处就是95%以上都是女性。为什么女性更长寿?根本的原因就是女性比男性更关爱自己。女性有了不适就嚷嚷,就会去医院,让她们避免了许多风险。这也可以理解为"善适寒温"的做法,所以,要向老年女性朋友学习!

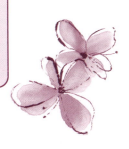

14. 长寿老人的"延永之兆"有哪些？

原文选摘

丈夫、女子，年逾七十，面色红润，形气康强，饮食不退，尚多秘热者，此理何哉？且年老之人，痿瘁为常，今反此者，非真阳血海气壮也。但诊左右手脉，须大紧数，此老人延永之兆也。

——《形证脉候第二》

"延永之兆"，从字面上讲是延年长寿的征兆之义，也就是说，是长寿的外貌（面色红润、身体强壮）及内在特征（饮食量不退减、阳气旺、脉大紧数等），时下也的确有不少这样的长寿老人。

照理来说，老年人肢体痿弱废用、筋脉弛缓、忧困疲惫是常见的现象。但是有少部分老人年过七十，面色红润，形体和脏腑的活动能力都健康强壮，食量仍然和壮年时一样好，而且还时常有虚热阳盛的症状（尚多秘热）出现。因此，有不少中医专家认为，"虚热阳盛"是存在于老年人体内的特殊阳气。这种阳气既可以像元阳之气一样充实肌体，发挥促进生命活动、抵御外邪入侵、蒸腐水谷、化生气血等重要作用，也会产生一些不利于人体的反应。此外，"虚阳气"易被苦冷和转泻之药所抵消。所以，它是一种与元阳和邪热皆有区别的不稳定性阳气，也是一种不同于"浮越之阳"的、在体内存在较久的阳气。老人体内有"虚阳气"时，可以产生形气康强的"虚假繁荣"现象，并能因此延长一段寿命。但因虚阳极易受内外因素影响而消失，故它不能最终改变老人"危若风烛"的状况。

二、《养老奉亲书》如何概括老年人的身心特征

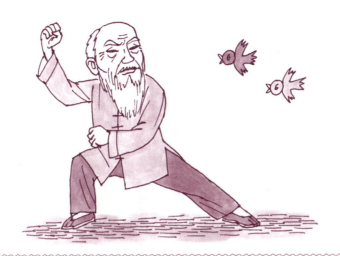

　　中医师在临床中,鉴于"虚阳气"是延长老人寿命的重要物质基础,属于"正气"的范围,在处理"虚阳"所产生的便秘烦渴等病状时,多谨慎处方命药。只可用剂轻力薄之消导清解药,如蜂蜜、草决明、当归、生石膏、麻仁丸等微微消解,不能因其是寻常之热,投苦冷转泻之疏解通利药物,如大黄、黄连及凉膈散、防风通圣丸、牛黄解毒丸,大承气汤等,以免伤了老年人不可多得的"虚阳气"。

小贴士

　　在生活中,我们的确能碰到这样的老年人,他们高龄但面色红润、身体强壮、饮食量不退减、阳气旺、脉大紧数等,拿现在的话说,就是"老当益壮",这样的人都很长寿,老年朋友要多同这些人沟通交流长寿秘诀哦!

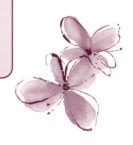

15. 为什么说老人"性气不定,止如小儿"?

原文选摘

> 眉寿之人,形气虽衰,心亦自壮,但不能随时、人、事遂其所欲。虽居处温给,亦常不足,故多咨煎背执,等闲喜怒,性气不定,止如小儿。
>
> ——《性气好嗜第四》

读着这段话,马上就让人想起常听见的一个词——老小孩,就是说人到老年时,性格就会像小孩子一样,很天真,很任性,总是喜欢别人哄着来,喜怒无常。

从中医学角度讲,高寿(眉寿)的人,虽然形体瘦弱、气血亏虚,但要参与各种事务的愿望仍然很强烈,实际上又心有余而力不足,所以有时就因不能按照自己的想法和愿望行事而像小孩子那样生闷气。即使居住环境安排得很好,仍然感到不能满足。这样的老人经常会叹息、焦虑、固执、偏执,无端地高兴或生气,性情和脾气多变,很不稳定,就像个心气不定的小孩子。

老年人因血气虚弱,在发脾气之后,愤怒会伤及肝脏,使肝体弱而用强,剋伐中焦脾胃,导致中气不能和降,便会产生食欲不振、消化不良、腹胀、吞酸、呕吐、胃痛等疾病。一方面,作为后辈之人,要设身处地地为老人着想,给予体贴照顾,避免老人心绪不稳而生病。另一方面,作为老人自己,要有服老心态。俗话说"儿孙自有儿孙福",放手让晚辈去做,相信他们的能力,给他们成长的机会,给自己安排属于老年人的闲适生活。另外,可选用一些

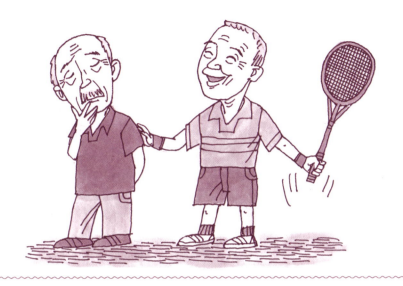

二、《养老奉亲书》如何概括老年人的身心特征

具有条畅气机功用的茶饮,如玫瑰花茶、茉莉花茶、白梅花茶等;食物可以选用柑橘类水果,不吃滋腻碍胃和太过辛温生热的食物,如猪肤、狗肉等。

小贴士

　　"老小孩"现象是不少老年人都存有的心理现象。人们常说岁月不饶人,随着年龄的增大,老人越来越像个小孩,脾气见长。有心理专家指出,"老小孩"现象实际上是老人感觉到孤独,希望能像家里的小孩子一样被呵护。有这种"老小孩"现象的老年朋友,应主动走出家门,多参加社区活动,多与家人、朋友交流,赶走孤独,享受幸福晚年生活!

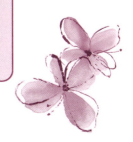

16. 为什么老人"不可令孤坐独寝"？

原文选摘

> 常令人随侍左右，不可令孤坐独寝；缘老人孤僻，易于伤感。才觉孤寂，便生郁闷。
> ——《性气好嗜第四》

在日常生活中，我们能够发现，有些老年朋友退休后或单人独居，性情脾气会有变化，除易于愤怒之外，还易生郁闷。产生这些变化的原因，在于年老退休之后心有余而力不足，而以往积累的生活经验又不能得到应用，情绪失落而固执怪僻，有"离群"之感，尤其给后辈带来不易接触或望而生畏的印象。

> 《灵枢·本神》云：
> 因悲哀动中者，竭绝而失生……愁忧者，气闭塞而不行……脾愁忧不解则伤意，意伤则悗乱，四肢不举……肝悲哀动中则伤魂，魂伤则狂忘不精，不精则不正，当人阴缩而挛筋，两胁骨不举。

上面这段话是说，人如果悲伤哀愁过度，会失去气机乃至生命。脾因忧愁不解则伤意。意，脾之神也，意伤则乱者，昏闷愦乱也，脾胃主四肢，气机不通，故四肢无力不能举。肝因悲哀动中则伤魂。魂，肝之神也，属阳，故伤则狂而善忘者，阳气耗散，故不精明，而言行皆不得其正，谓之狂也，似癫非癫之状耳。阴为总筋，肝所主，胁为肝经所行之部，故阴缩筋挛而胁骨疼痛，不可举动也。

二、《养老奉亲书》如何概括老年人的身心特征

心、肝两脏受影响，一方面气逆壅滞或逆乱，血液运行不畅，心神失养，产生心慌、气短、胸闷等疾病。其次是影响到脾和肝，肝藏魂，脾藏意，故出现两脏受伤，就会在情志方面产生烦躁闷乱、爱发脾气、焦虑叹息、失眠噩梦等症状，在机体方面产生两胁骨疼重不举、阴囊筋脉挛缩、四肢沉重不举、全身疲劳、倦怠无力等症状，削弱老人的后天之本，从而缩短寿命。因此，对于老人的孤独郁闷，家人和社会各界应予足够重视。

解除孤独郁闷的方法有二：一是家人特别是小辈，要常回家看看，要经常随侍老年人左右，不令老人孤坐独寝。或者请老年人照顾第三代，小孙子咿呀学语，这种天伦之乐是赶走孤独郁闷的好办法。二是行动自如的老年人应当走出去，积极和同龄人交往，参加户外运动或社团活动，如参加旅游等，这样做可使老人享受到家庭和社会的温暖体贴，能够愉快地度过晚年，自然不会产生郁闷、孤寂心理。

小贴士

上海市质量协会发布的《2016年上海老年人出游现状与需求调查报告》显示，上海老年人热爱旅游。在过去的2016年中，77.8%的受访上海老年人有过外出旅游经历，其中60~70岁的老年人对此最为热衷，是老年旅游的主力军，显示出上海老年人生活的丰富多彩。有这么多的老年朋友出游，您为什么不去呢？

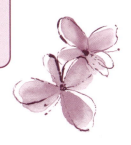

17. 培养"好嗜之事"是"养老之法"吗？

> **原文选摘**
>
> 养老之法，凡人平生为性，各有好嗜之事，见即喜之。有好书画者，有好琴棋者，有好赌扑者，有好珍奇者，有好禽鸟者，有好古物者，有好佛事者，有好丹灶者。人之僻好，不能备举。但以其平生偏嗜之物，时为寻求，择其精纯者，布于左右，使其喜爱、玩悦不已……今见所好之物，自然用心于物上，日日看承戏玩，自以为乐；虽有劳倦，咨煎性气，自然减可。
>
> ——《性气好嗜第四》

现在的人，包括社会各界，都提倡"老有所乐"，简单地讲，就是退休后要有自己的业余爱好。老年朋友退休后可以寻求平生"好嗜之事"，可培养自己的嗜好，这是不可多得的"养老之法"。

一般地说，老年人的嗜好比较多，像上段文字中所说，有的爱好书法绘画，有的喜欢抚琴下棋，有的钟爱珍宝奇物，有的醉心于饲养禽鸟，有的笃爱古董，还有的喜欢吃斋礼佛，有的尝试服用保健品以防病延年(就像古人炼丹以求长寿，但这要有个度，防止陷入保健品销售陷阱)。一旦老年人遇见自己喜欢的事物，自然就会移情于此，呼朋引友，天天观赏把玩逗趣，沟通无限，乐在其中。这样，老人即便感到疲劳困倦，也不会焦虑嗟叹。相反，如果只是让老年人整天待在家里，坐吃干等，自然就要情绪郁闷、气机不畅，会生出很多事来。

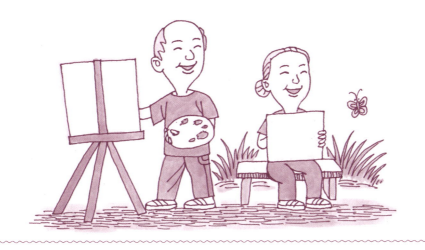

二、《养老奉亲书》如何概括老年人的身心特征

要提醒老年朋友的是,我们也经常听到"玩物丧志"这样的话,就如同打麻将等棋牌嗜好要有个度,不能沉溺于其中,忽视了自身的健康,影响了家人的生活,导致家庭钱物损失和家人反目,这就不好了。有类似情况的老年朋友要加以注意,对自己的喜好要适可而止、量力而行,不可过劳或过激。如喜欢琴棋者,要合理安排时间,不得废寝忘食;喜爱古董者,亦要量入为出,以自己的经济承受能力为度。

小贴士

2015年4月24日,第12届全国人民代表大会常务委员会第十四次会议修正的《老年人权益保障法》第一章第四条规定:"国家和社会应当采取措施,健全保障老年人权益的各项制度,逐步改善保障老年人生活、健康、安全以及参与社会发展的条件,实现老有所养、老有所医、老有所为、老有所学、老有所乐。"

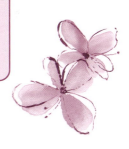

18. 如何理解家人要"以纯孝之心,竭力事亲"养老?

原文选摘

《经》曰:自天子至于庶人,孝无终始,而患不及者,未之有也。人子以纯孝之心,竭力事亲,无终始不及之理,惟供养之有浓薄,由贫富之有分限。

奉亲之道,亦不在日用三牲,但能承顺父母颜色,尽其孝心,随其所有,此顺天之理也。

——《贫富祸福第六》

上文第一段中的《经》指《孝经》,中国古代儒家的伦理著作之一。《孝经》以孝为中心,比较集中地阐述了儒家的伦理思想。它肯定"孝"是上天所定的规范:"夫孝,天之经也,地之义也,人之行也。"指出孝是诸德之本,认为"人之行,莫大于孝",国君可以用孝治理国家,臣民能够用孝立身理家。

陈直在这一节中引用了《孝经》上的一段文字,意思是说:上至天子,下至普通百姓,不论尊卑高下,行孝道、孝老养亲是天经地义的义务,有人担心自己尽不了孝,那是从来没有的事情。儿孙以赤诚的孝心竭尽全力奉养老人,哪有什么尽不了孝的道理,只不过是供养物质的丰厚与少寡,随家里的贫富差异而略有区别罢了。

引文中第二段的意思是说,奉养老人的关键,不在于每天都让老人大鱼大肉,享用猪、羊、牛肉等贵重的肉食,只要是能够接受并迎合老人的心意,献出自己的所有(无论多少)而尽孝,就是全部付出自己的孝心,这就是"老有所养",也就是人们常说的"养儿以防老",也是顺应天理的行为,值得称道。历朝历代,孝子贤孙的故事,无不代代相传;而不孝子孙,哪一个不是被钉在历史的耻辱柱上?

> 从传统文化角度来讲,忠孝传家远,孝老养老是中华民族的传统美德,儿孙们是不是全心尽孝,家中的老人心里都有数,老人们不是图儿孙供给的养老物质的多寡厚薄,而是晚辈们是否真诚对待,尽其所能地尽孝。

对于物质和文化日趋丰富的现代社会来说,老人们更需要的是忙于生计的儿孙们能够给予情感上的慰藉和关怀,这就是今天的"以纯孝之心,竭力事亲"的最关键行动。带着儿女,常回家看看,让老年人享受一下儿孙绕膝的天伦之乐,当年的《常回家看看》这首歌让听者为之流泪,反映出广大老年朋友的期盼。实在不能回家,经常打打电话嘘寒问暖也是可以的。

小贴士

目前生活节奏加快,年轻人生活压力大,老年朋友也要多多理解儿孙们生活的不易;儿孙们也要尽其所能,在力有所及的情况下孝养老人,让长辈晚年幸福,老有所养。

二、《养老奉亲书》如何概括老年人的身心特征

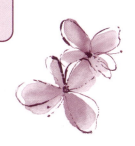

19. "姜诗之跃鲤,孟宗之泣笋"记载的是什么样的孝老养亲故事?

原文选摘

> 将见孝心感格,阴灵默佑,如姜诗之跃鲤、孟宗之泣笋,无非孝感所致,此行孝之验也。
>
> ——《贫富祸福第六》

"姜诗之跃鲤""孟宗之泣笋",是我国古代流传下来的"二十四孝"中两个较为出名的孝老养老故事。

姜诗是东汉时广汉郡人,以孝养闻名。"姜诗之跃鲤"在《二十四孝》中称为"涌泉跃鲤",大意是姜诗同妻子庞氏侍奉婆婆十分谨慎。姜诗的母亲喜欢饮用江水,庞氏就外出挑江水来奉养婆婆。有一次刮起大风,庞氏挑江水回来晚了,母亲不满意,让姜诗赶走她。庞氏不忍离开,寄居在邻居家,织布等卖钱买好吃的食品让邻居送给姜诗的母亲吃,姜诗的母亲发现后过意不去,将她迎了回来。姜诗的母亲又特别爱吃切细的鱼脍,夫妇常烹调供养,并且还请来邻居的母亲一起吃。庞氏的孝心感动了神仙,后来在他们的房舍旁边忽然喷涌出泉水。泉水的味道就如江水一样,且每日还跃出两条鲤鱼,姜诗夫妇就取来供养母亲。也有版本说是姜诗的儿子外出取江水跌入江中溺死,姜诗并没有将儿子的死讯告知母亲,仍如往常一样孝养母亲。姜诗的孝心感动了神仙,在他的房舍后面出现了一股泉水,泉水味同江水,并每日跃出两条鲤鱼来,姜诗就取来供养母亲、这也是成语典故"江鱼入馔"的由来。

"孟宗泣笋"又称"哭竹生笋"或"孟宗泣竹"。孟宗是三国时

二、《养老奉亲书》如何概括老年人的身心特征

期江夏人,是一个出名的孝子。他年少的时候,在南阳的名儒李肃门下求学。孟宗日夜苦读、孜孜不倦的精神令李肃感到十分惊讶,认为他将来是当宰相的材料。孟宗对母亲非常孝顺,每当母亲生病,他都要赶回家中,亲自给母亲煎药,服侍母亲。一次,孟宗的母亲病后初愈。老人家很喜欢吃竹笋,想要几根嫩笋尝尝鲜。孟宗便挎着篮子、拿着锄头到竹林找笋。当时正是冬天,竹林里怎么也找不到竹笋。孟宗焦急万分,想到不能遂了母亲的心愿,不由对着竹林伤心地哭泣。经他这样一哭,那些深埋在土里的笋芽纷纷破土而出。孟宗破涕为笑,挖了数支嫩笋,回家孝敬母亲。

"姜诗之跃鲤,孟宗之泣笋",这两个故事虽然极富神话色彩,但在大力倡导传统文化的今天极富现实意义。孝老养亲作为中华传统美德,可以感化身边的人,尤其是对后代影响深远,老年朋友在与儿孙们沟通交流时也可以讲述。所谓身教胜于言传,孝敬老人的美德会在无形中感染熏陶孩子,使下一代继承这一优良传统。

小贴士

历代相传的《二十四孝》又称《二十四孝图》,包括24个传说故事:孝感动天、戏彩娱亲、鹿乳奉亲、百里负米、啮指痛心、芦衣顺母、亲尝汤药、拾葚异器、埋儿奉母、卖身葬父、刻木事亲、涌泉跃鲤、怀橘遗亲、扇枕温衾、行佣供母、闻雷泣墓、哭竹生笋、卧冰求鲤、扼虎救父、恣蚊饱血、尝粪忧心、乳姑不怠、涤亲溺器、弃官寻母。老年朋友若感兴趣,可找来一阅。

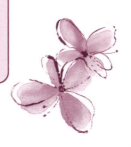

三、《养老奉亲书》对老人衣食起居有何说法

20. "栖息之室"有何要求？

原文选摘

> 栖息之室，必常洁雅。夏则虚敞，冬则温密。其寝寐床榻，不须高广。比常之制三分减一，低则易于升降，狭则不容漫风。裀褥厚藉，务在软平；三面设屏，以防风冷。
>
> ——《宴处起居第五》

经常听到不少老年朋友说起，"金窝银窝不如自己的草窝"！退休前要安排好自己的"草窝"，以便老有所居。如何安排老年人自己的住所呢？陈直在上文中给出了答案。

这段话的意思是说，老年人居住休息的房间，必须经常保持清洁雅致，安静亮堂，空气流通。夏天在防避蚊蝇的同时注意通风，冬天在注意煤气安全的同时注意密闭保暖。用来睡觉或小睡的床榻，不要太高太宽，其高度和宽度比一般的床要缩小 1/3。矮点可方便老人起身和躺下，窄点可避免过于宽松、冷风渗入棉被，预防感冒。床上要铺双层床垫，床垫和被褥一定要柔软平整。若有可能，最好在床榻三面设立屏风，可避冷风。

因随年龄的增长、机体生理功能的变化，老年人皮下脂肪减少，常会有不同程度的骨质疏松及骨关节病，容易出现全身骨节酸痛、腰痛腿痛等，床铺软平对缓解这些症状有一定作用。床的三面有屏障，以防冷风吹入。

陈直还在这段话后面提出，老人的座椅适合做成像僧人打坐

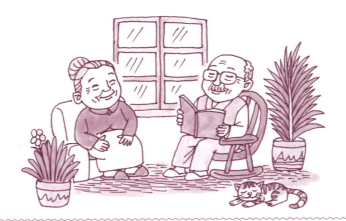

三、《养老奉亲书》对老人衣食起居有何说法

用的禅床样式,坐着腿下垂时正好可以使脚底着地,也容易站立;左右两侧有扶手围栏,前面摆放矮小的桌子,可以用于陈放东西或作脚凳,将老人身体置于严密保护的范围之内,使其方便起坐,同时还可免除意外。这些安排,都是充分考虑到老年人的生理特点而做的精心安排。

因此,古人的养老智慧,特别是中医养老智慧,丰富而实用,需要我们认真去挖掘传承,造福今天的老年朋友。

小贴士

据调查,有70%的老人愿意在家里养老,而不愿到养老院等社会机构。因此,对于老年人来说,养老居室的准备尤为重要。最好请专业人士因地制宜地对自己的居室,按照实用、方便、安全、简洁、柔和的原则加以改造,使"夕阳小窝"更加健康。

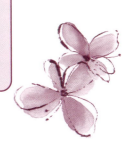

21. 菊花枕有助养老吗？

原文选摘

> 其枕,宜用夹熟色帛为之,实以菊花,制在低长：低则寝无罅风,长则转不落枕。
>
> ——《宴处起居第五》

俗话说"高枕无忧",枕头是老年朋友日常休息时的必备之物。陈直在为老年朋友设计了一款"菊花枕",外用夹有熟丝的彩色帛料,丝帛视觉上温和柔亮,触感上柔软亲肤,为老年人睡眠时带来一定的安定和舒适。

枕头以菊花填充,此处菊花应当是养肝明目的白菊或黄菊,而不是仅有清热解毒之功的野菊花。从中医角度讲,菊花味甘苦,性微寒,能散风平肝、清热解毒,可用于风热感冒、头痛眩晕、目赤肿痛、眼目昏花等。

老年人由于机体功能减退,多有肝肾亏虚、虚火上炎,可见视物不明、迎风流泪、目赤肿痛等各种眼疾。菊花能清肝明目、祛风散热,可治疗多种眼科疾患。这种"菊花枕",可视为外治药剂的一种,既安全又有效,值得在老年朋友中推广。"菊花枕"除了以菊花为充实物之外,还有外形低长的特点。这一外形,低则能让老人的被褥贴合比较紧密,防止睡眠中有风从空隙钻入被窝而感受风寒;长则可以预防翻身时头部从枕头偏离伤到颈椎形成落枕之患。

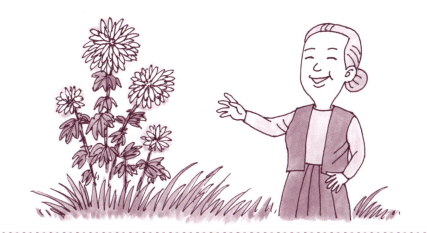

三、《养老奉亲书》对老人衣食起居有何说法

其实,决明子也有类似的功效,可以用来充枕头。此处使用的是菊花而不是决明子,还有一个重要原因是菊花质地轻薄,使得枕头重量较轻。由于菊花属于植物,且表面不光滑,容易藏垢纳污,菊花枕最好经常更换,以保持干净而有效。

小贴士

决明子味苦、甘,性微寒,入肝、肾经,有清肝明目、利水通便的功效。用生决明子制成的枕头,略带香味,又可对头部和颈部穴位起到按摩效用,对头晕、失眠、高血压等有辅助治疗效用。

22. "衣服制度"有何说法？

原文选摘

> 其衣服制度，不须宽长。长则多有踬绊，宽则衣服不着身。缘老人骨肉疏冷，风寒易中，若窄衣贴身，暖气着体，自然血气流利，四肢和畅。虽遇盛夏，亦不可令袒露。
> ——《宴处起居第五》

上面这段话的大意是介绍有关老年人的衣服设计特点"不须宽长"和穿着注意事项"盛夏不可令袒露"。这里的"不须宽长"，针对的是作者陈直所生活的时代——宋代服饰多为交领或圆领的长袍、长衫等，强调的是贴身保暖，与现今倡导老年人衣着要宽松不同。

从生理角度讲，由于老人阳气不足，各项生理功能下降，出现诸如肌肉瘦弱、腠理疏松等，极易被外来风寒侵袭，产生严重疾病，因此，穿着衣服时应着眼于这方面的防护。白天活动时的衣服以贴身为佳，因衣服贴身穿着后可使身体温暖、气血顺畅、四肢调和舒适、外部风寒亦难侵袭。若过于长，甚至拖地，老人行走时容易受绊跌倒，从而伤筋动骨；若过于宽，则衣服不能贴身，起不到保暖作用，加之老人抵抗力低下，就容易感受风寒、酿成大病。

从另一角度来讲，老人衣着也不能过于紧身。由于气血不足，运行迟滞，过于紧身则不利于气血运行，反而容易导致胸闷气短，产生不良后果。如衣服的衣领、袖子等就不能太窄、收得太紧。因此，衣着既要贴身，又必须留有一定空间。

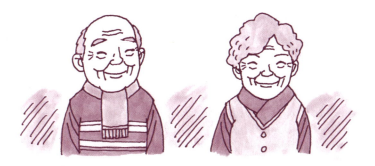

三、《养老奉亲书》对老人衣食起居有何说法

此外,老年人四季身体都应着衣,即使盛夏炎热天气,也不应袒胸露体。着衣对预防风寒侵袭能起到一定作用。特别是现在夏天到处都常开空调、风扇,若袒胸露背,则稍不注意就容易受凉感冒,招致一些不必要的疾病,得不偿失,影响身心健康。

老年人的衣着,不仅要在尺寸上有讲究,还要注意卫生。老年人在日常生活中动作迟缓,精力不足,时常对衣着卫生漠不关心,不修边幅。因此,后辈和服侍护理人员要对老年人的衣着定期进行清洁,老年人自己也要尽量勤换。全身衣服清清爽爽,自己舒服,家人也喜欢。

小贴士

老年人对衣服选择的要求虽然与年轻人不同,但也要追求时尚,不仅要合身与舒适,而且要有振奋精神的作用,以凸显积极向上的精神面貌,这样才会显得年轻。

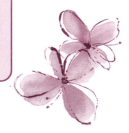

23. 老年人为何"不可喧忙惊动"?

原文选摘

> 若遇水火、兵寇、非横惊怖之事,必先扶持老人于安稳处避之,不可喧忙惊动。尊年之人,一遭大惊,便致冒昧,因生余疾。
> ——《戒忌保护第七》

中医学认为,男子64岁、女子49岁以后,随着肾气的衰败,精血渐渐耗竭,机体渐趋虚弱,体质下降,易被寒热侵袭;步履日渐困难,生活自理能力逐步下降,似乎返老还童,必须由家人供养和呵护。由于生理功能的衰退,心理上日渐虚弱,身心相连,精神力下降,虽然生活经验丰富,但还是难以耐受各种精神刺激和生活打击,如猝发的水灾和火灾、涂炭生灵的战事争端,以及某些突发的横祸、恐怖事件等。正所谓"君子不立于危墙之下",老年人要安享晚年,必须在家人的帮助下科学应对,甚至要积极避免各种不期而至的精神刺激。

众所周知,老年人一旦受到精神刺激,常致惊吓过度,精神受到冲击,人就蒙了,头脑郁冒昏昧,血压会提高,晚上睡觉会出冷汗,白天没精神,会时常走神,精神恍惚,有的老年人会继之生病,甚至一病不起。故逢水灾、火灾、兵寇战乱及外来横祸、恐怖之事,老年人最好在家人的帮助下尽快转到安稳处躲避,家人不可喧哗奔忙,惊动老人。若老年人已受惊吓,要尽快就近求医或接受心理辅导。

陈直还在这段话的后面特地交待:凡丧葬凶祸等死伤人命之

三、《养老奉亲书》对老人衣食起居有何说法

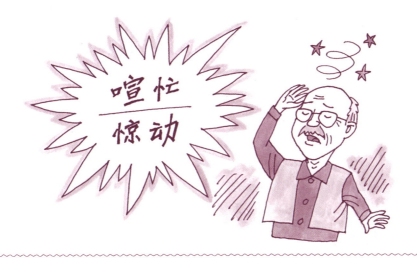

事,不可让老人去凭吊,以免伤恸不已。正所谓"报喜不报忧",凡疾病垂危之事,不可惊动老人;悲哀忧愁的事情,不可预先告知老人;让老人远离坟地墓园,以免触景生情,防止其在精神上受到严重打击。

小贴士

《素问·上古天真论篇》中有"精神内守,病安从来"的说法,从另一角度点明老年人"不可喧忙惊动"的原因:

夫上古圣人之教下也,皆谓之虚邪贼风,避之有时,恬淡虚无,真气从之,精神内守,病安从来。是以志闲而少欲,心安而不惧,形劳而不倦,气从以顺,各从其欲,皆得所愿。故美其食,任其服,乐其俗,高下不相慕,其民故曰朴。是以嗜欲不能劳其目,淫邪不能惑其心,愚智贤不肖不惧于物,故合于道。所以能年皆度百岁,而动作不衰者,以其德全不危也。

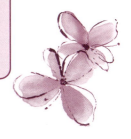

24. "游息精兰""一归善道"是"养老奇术"吗?

原文选摘

> 常宜游息精兰,崇尚佛事,使神识趣向,一归善道。此养老之奇术也。
>
> ——《戒忌保护第七》

上文中的"精兰"指菁兰,泛指花草丛生、环境优美的地方,是适宜老年人出游将息、生活的地方。"崇尚佛事,使神识趣向",是指老年人从事自己感兴趣的事情,如吃斋礼佛,精神上有安身之所,不会胡思乱想、胡乱算计,正所谓"少不读水浒,老不读三国"。"一归善道",全部转轨至仁善之道,一心向善,"此养老之奇术也",相由心生,慈眉善目就是老年人的当然面目!

这段话的大意是说,由于老人气血不足,心智日衰,多愁善悲,精神忧郁,常孤僻执拗,有"离群"感,因此老年人必须注意将自己的思绪引导到一心向善的轨道上来。良好的智趣可以转移和消除孤独悲忧的不良情绪,可使老年人感觉到温暖。另一方面,有可能的话,要在适当的季节,多到风景优美、花草丛生的地方游览,或定居于此,使心旷神怡,培养对生活的兴趣。在有余力的情况下,多参加公益慈善活动,争取为社会多做贡献。参加公益慈善活动,符合中国人"善有善报"的因果报应信仰,又有益于社会的进步,在这两种因素的推动下,老年人参加公益,也是"一归善道"的表现,能在心理上带来极大的鼓励和安慰。

北宋时期"士大夫多修佛学","崇道教、兴佛法""营佛事、创

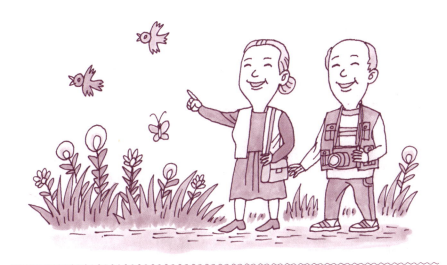

三、《养老奉亲书》对老人衣食起居有何说法

"梵宫"成为时代风尚,文人士大夫对佛教的信仰和推崇,也影响到民间。宋代佛教因此发生巨大变化,逐渐从唐代以前的贵族式经院佛学开始深入社会生活,自上而下地走向民间。佛教的教义、修行方式逐渐简易化和平民化,"家家观世音,处处弥陀佛"的景象自此产生,佛教真正走入寻常百姓家。在这种背景下,老年人"崇尚佛事"也就有了可能,佛教提倡行善事、结善缘、得善果,在调动老人精神因素中的积极方面,对保障健康长寿有重要意义。

小贴士

将神识智趣引导到善良的轨道,可益寿延年。参加公益活动既符合我国传统的道德理念,也对整个社会有促进作用。

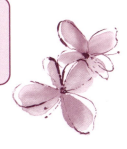

25. 为什么说"食治"是"养老人之大法"？

原文选摘

> 缘老人之性，皆厌于药而喜于食，以食治疾，胜于用药。况是老人之疾，慎于吐痢，尤宜用食以治之。凡老人有患，宜先食治；食治未愈，然后命药，此养老人之大法也。是以善治病者，不如善慎疾；善治药者，不如善治食。
> ——《养老奉亲书·序》

中医食疗，药食两用，源远流长，为中华民族的繁衍昌盛做出了重要贡献。食与药相比，药虽利于病但口苦，所以，老年人"厌于药而喜于食"，对于老人的接受性和依从性而言，用食物治病的方法优于药物，所以，陈直才有"人若能知其食性，调而用之，则倍胜于药也"的说法。

"老人之疾，慎于吐痢"，说的是老年人生病治疗用药时，医师在考虑老年人的身体生理特点时，对催吐和攻下药都非常慎重。因为吐之则伤胃气，泻之则伤元气，胃气逆或元气脱都会危及生命，因此，老年人用药应慎施吐下之法。

唯有食疗既符合老年人的偏好，又没盲目作用，对于老年人最为适宜，所以老年人尤应首重食治。食物多性味温和，对人体没有伤害，又有一定偏性能起到一些辅助治疗作用，故食治之法对疾病可谓防治兼备。上文中的"慎疾"，可简单理解为预防、防备疾病，就是要告诫老年人谨慎防范生活起居中的致病因素，以预防疾病发生，用中医术语讲就是"治未病"。因此，凡苍老人员生病，宜先给予食治，食治无效时，再考虑使用药物，这是治疗老年病的重要法则。

日常生活中，的确有一些食治方法比较实用。例如，遇伤食可选用山楂煮水或者山楂制品，遇风寒可用生姜红糖水，便秘可考虑服用煮熟的白萝卜，等等。但也应该知晓，由于食物性质比较温和，通常用于一些轻症，只是一种辅助治疗方法，症状不缓解或者危重就必须及时就医，否则会耽误治疗，导致病情加重，老年朋友要切记。

三、《养老奉亲书》对老人衣食起居有何说法

小贴士

"治未病"是中医术语，也是中医学倡导的目标。从其涵义上讲，包括未病先防、已病防变、已变防渐等多个方面的内容，要求中医师不但要治病而且要防病，不但要防病而且要注意阻挡病变发生的趋势，并在病变未产生之前就想好能够采用的救急方法，这样才能掌握控制疾病的主动权。

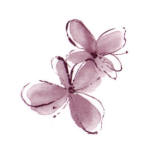

26. 为什么老年人饮食要忌"生冷无节，饥饱失宜，调停无度"？

原文选摘

其高年之人，真气耗竭，五脏衰弱，全仰饮食以资气血。若生冷无节，饥饱失宜，调停无度，动成疾患。

老人之食，大抵宜其温热熟软，忌其黏硬生冷……食后引行一二百步，令运动消散。

尊年之人，不可顿饱，但频频与食，使脾胃易化，谷气长存。若顿令饱食，则多伤满，缘衰老人肠胃虚薄，不能消纳，故成疾患。

——《饮食调治第一》

"高年之人""尊年之人"，就是年高之人，都是对老年人的尊称。"真气"，是指"先天元气 + 后天水谷精微之气"。老年人元气耗竭，胃肠吸收功能下降，导致体内"真气耗竭""全仰饮食以资气血"，而"生冷无节，饥饱失宜，调停无度"的后果就是饮食失调，"动成疾患"。因此，老年人要严密注意饮食调补。

老年人"真气耗竭，五脏衰弱"，身体功能下降，肾气虚浮，牙齿松动，肠胃消化吸收下降，故"老人之食，大抵宜其温热熟软，忌其黏硬生冷"。"黏硬生冷"的饮食物，不要说老年人，就是青壮年人也会闹肚子。"引行"就是指老人由子女引领而行，或陪伴而行100~200步以消食。

"谷气"指自饮食物吸收的水谷精微物质，"顿令饱食"疑为"顿顿饱食"（"令"疑为表重复的叠字符"々"），"伤满"指老人肠胃虚弱，受纳、消化、泌别清浊、传导糟粕等功能减退，若一次吃得过饱，食积中脘满闷，胃肠运化失调，而出现胀满、饮食锐减，甚者可见口臭、呕吐、嗳腐矢臭、泄泻等症。

> 老年人的饮食禁忌，在于"不可顿饱"，正确的饮食方法应当是少食多餐，使脾胃易于消化，脾胃健运功能得以发挥，体内水谷精微物质广布全身，脏腑百骸皆得其养，自然身体康强，免疫力增进，却病延年，这才是养老之要旨。

三、《养老奉亲书》对老人衣食起居有何说法

小贴士

"黏硬生冷"食物中，"黏硬"是指汤圆、年糕等不易消化的糯米类食物，以及干煸、干炸、干炒、水分很少的干硬食物；"生冷"一般指未经过烹饪处理的、冷凉的食物，如凉拌黄瓜、生鱼片、凉拌海蜇等。这些食物进入胃之后，会直接影响胃的工作，让消化活动变得异常亢奋，容易导致急慢性胃炎、胃肠炎等疾病，导致上吐下泻、耗伤元气，影响老年人的健康。

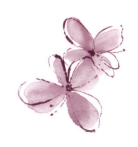

27. 春季养老饮食为何宜"减酸益甘以养脾气"?

> **原文选摘**
>
> 春属木,主发生。宜戒杀,茂于恩惠,以顺生气。春,肝气旺,肝属木,其味酸,木能胜土。土,属脾,主甘,当春之时,其饮食之味,宜减酸、益甘,以养脾气。
>
> ——《春时摄养第九》

从中医阴阳五行学说的角度来讲,春季在五行中属木,其特点在于"一元复始,万象更新",万物生发,启故从新,草木开始繁盛,不适宜杀生。古人讲天人合一,人体也和自然界是相互融通的。

自然界							五行	人体					
五季	五味	五色	五化	五气	五方	五音		五脏	六腑	五官	形体	情志	五声	变动
春	酸	青	生	风	东	角	木	肝	胆	目	筋	怒	呼	握

由于春气主升发,人体内肝气相应旺盛,肝五行属木,同时五行学说中对应酸味,酸味入肝,其性收敛,多吃不利于机体阳气的升发和肝气的疏泄,还会使本来就偏旺的肝气更旺。再者,脾五行属土,五行中肝木克脾土,如果肝气太过或肝气不疏,就会横犯脾胃,妨碍食物正常消化吸收。因此,春季进补应"减酸益甘,以养脾气",即适当多吃甘味的食物以滋养肝脾,肝脾协调,就会避免许多内脏疾病的发生。人体与四季契合,脏腑各有所喜的食物,饮食若能与气候相应,可避免疾病的发生,对防病保健大有裨益。

常见的甘味食物有山药、大枣、蜂蜜、枸杞、莲子、饴糖等,还有大米、小米、薏苡仁、豇豆、扁豆、黄豆、甘蓝、菠菜、胡萝卜、芋头、红薯、土豆、南瓜、黑木耳、香菇等。每个人可根据自己的口味选择,最好各种都吃一些。

以山药为例。山药非常适宜在春季食用,山药性味甘、平,归脾、肺、肾经,能补脾养肺、固肾益精,营养丰富,可增强人体抵抗力。用大米煮成山药粥,可健脾补肺,强身健体,非常适合体弱多病者和中老年人食用。尤其是对于一些久病体弱的人群,生山药干打成粉,每日 15～30 克加入粥里,适当加几个红枣一起煮,滋补效果更好。大型超市里也有烘熟的干山药片,可打粉用米粥冲泡服用,可治腹泻。

需要提请大家注意的是,这里的"甘"指的是天然具有甘味的食物,而不是人工甜食(饴糖除外)。

小贴士

人工甜食一般是指各种甜的零食,因为加了糖和各种甜味剂,味道是甜的,不可多吃。人工甜食一般包括各种糖果、点心、蜜饯、甜饮料及其他甜的零食等。

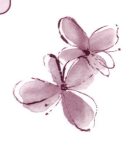

28. 为何春季多"嘘气"可增强肺功能？

原文选摘

> 肝气盛者，调"嘘气"以利之。顺之，则安；逆之，则少阳不生，肝气内变。
>
> ——《春时摄养第九》

据《中医大辞典》，肝气盛，又名肝气实，指肝经邪气盛实的证候。《灵枢·淫邪发梦》："肝气盛，则梦怒。"《圣济总录》卷四十一："气盛则为血有余，故目赤，两胁下痛引少腹，善怒，甚则气逆头眩，耳愦颊肿，皆肝实之证也。"肝气盛实，可导致肝火旺盛，症见头晕、面红、目赤、口苦、急躁、易怒等。

"嘘(xū)气"，即缓缓的呼气。嘘气法是古代调气治病的一种方法，可起到条畅肺气的作用。五脏中，肺属金，肝属木，按五行生克关系来讲，金克木。因此，若要肝木不过于强盛，可以通过增强肺的功能，发挥五行生克功能，以达到防病的目的。嘘气法要坚持不懈。

"少阳"是指足少阳胆经，在这里借指胆腑。"少阳不生"是指胆气不能生发，胆汁不能正常疏泄，胆气郁结，肝与胆互为表里，导致肝的疏泄功能失常。因此，肝气旺盛的人，可通过多调"嘘气"，利于肺脏功能的和畅，以制约肝脏。

"嘘气"的动作步骤如下：
(1) 采用腹式呼吸，呼气时收腹、提肛，人体重心略向后移，脚跟着力，足趾轻微点地；吸气时两唇轻合，舌抵上腭，腹部隆起。

呼吸要自然均匀，用鼻吸气，用口呼气。

(2) 站定放松，呼吸调顺后，两手缓缓上提（掌心向上），经腰上肩，过头顶后，两手重叠，右手掌覆在左手掌上，掌心向里，轻压在枕后，头慢慢转向右侧，微向右上方仰起，上半身随之稍微向右侧转，转动过程中慢慢吸气，待转至右侧，头仰定，两目怒睁，用力呼气，同时发出"嘘"字音。

(3) "嘘"毕，头慢慢转向左侧，微向左上方仰起，上半身随之稍向左侧转，转动过程中慢慢吸气，待转至左侧，头仰定，两目怒睁，用力呼气，同时发出"嘘"字音。如此左右反复3遍，共嘘6次。此后，两手向两侧移开，缓缓放下，自然下垂，两手掌轻靠于大腿外侧。

(4) 嘘后调息，改用正常呼吸，但仍应坚持鼻纳口吐，平定情绪。嘘气后调息的目的在于补益因嘘以后耗损，补养体内正气，促进生长。

三、《养老奉亲书》对老人衣食起居有何说法

小贴士

"嘘、呵、呼、呬、吹、嘻"六字诀导引法，最早见于陶弘景的《养性延命录》，以后不少有关古代导引著作中对此均有论述。自明代起，六字诀由原来单纯的以练呼为主的静功，发展为配合动作的动静功结合的一种导引方法。

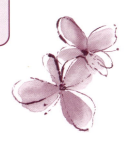

29. 春季养老在衣食起居方面有何建议？

原文选摘

常择和暖日，引侍尊亲，于园亭楼阁虚敞之处，使放意登眺，用摅滞怀，以畅生气；时寻花木游赏，以快其意。不令孤坐、独眠，自生郁闷。春时，若亲朋请召，老人意欲从欢，任自遂游，常令嫡亲侍从，惟酒不可过饮；春时，人家多造冷馔、米食等，不令下与；如水团兼粽黏冷肥僻之物，多伤脾胃，难得消化，大不益老人，切宜看承。春时，天气燠暖，不可顿减绵衣。缘老人气弱、骨疏、怯风冷，易伤肌体。但多穿夹衣，过暖之时，一重渐减一重，即不致暴伤也！

——《春时摄养第九》

"和暖日"指风和日暖的日子。"用摅滞怀"就是疏解胸中滞积的不快。"绵衣"指棉衣，指春季乍暖还寒，不可一下子脱掉棉衣以免受凉。"夹衣"指双层的衣服。

人到老年，常见气血功能减退，但也有不少老年人，形气虽衰，心气比较高，由于不能像退休以前那样遂其所欲，虽然居处温暖，供给无忧，亦常感到失落，内心不满足，动辄伤感，或喜怒无常，成为"老小孩"。因此，要采取适当措施改善老年人的心理状态。

（1）登高望远以消除老人心中块垒。春季气候回暖、万花丛生、群莺飞舞，是外出游玩的好时节，老年人宜在家人的陪伴下，选择到环境优美、山水秀丽、春光明媚、鸟语花香，又有亭台楼阁、空旷之野的地方赏玩花木，登高远眺，呼吸新鲜空气，以解除胸中郁闷烦忧之情。

（2）老年人要"慎独"。不要让老人单独待在家中，以防自生

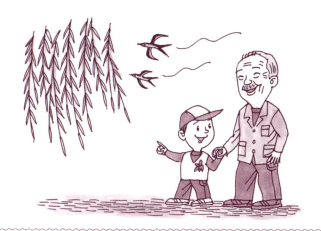

三、《养老奉亲书》对老人衣食起居有何说法

郁闷,产生疾病。

(3) 若亲戚朋友相约,老人愿意随从游玩时,切勿轻易阻止。外出活动时,需有人陪同照顾,嫡亲儿孙陪同当然更好,并提醒老人不要过量饮酒。

(4) 春季饮食禁忌。春季回暖,人们喜欢制作冷馔、米食、青团、粽子等黏冷肥僻之物,这些食物容易伤脾胃、难消化,都不能让老人服食,以防发生消化系统疾病。

(5) 慎减棉衣。正所谓"春捂秋冻",春季若遇天气燠暖,不可突然减少棉衣。老人元气弱,大多为骨质疏松,皮肤卫外功能下降,易受风寒。因此,应穿厚衣夹衣,遇气候温暖之时,衣服可一件一件地脱减,以免感受风寒致病。

小贴士

春暖花开,老人宜多外出游玩,以条畅情志;饮食上,老人仍须保持温热暖软;衣着方面不可操之过急,需逐渐减少。

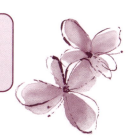

30. 夏季饮食养老为何"减苦增辛,以养肺气"?

原文选摘

夏时属火,主于长养。夏心气旺,心主火,味属苦,火能克金。金属肺,肺主辛。当夏之时,宜减苦、增辛,以养肺气。

饮食温软,不令太饱,畏日长永,但时复进之。渴宜饮粟米温饮、豆蔻熟水。生冷肥腻,尤宜减之。缘老人气弱,当夏之时,纳阴在内,以阴弱之腹,当冷肥之物,则多成滑泄,一伤正气,卒难补复,切宜慎之。若须要食瓜果之类,量虚实少为进之。缘老人思食之物,若有违阻,意便不乐,但随意与之。才食之际,以方便之言解之,往往知味便休,不逆其意,自无所损。

——《夏时摄养第十》

自然界							五行	人体						
五季	五味	五色	五化	五气	五方	五音		五脏	六腑	五官	形体	情志	五声	变动
夏	苦	赤	长	暑	南	徵	火	心	小肠	舌	脉	喜	笑	忧

夏季在五行学说中的属性为火,气候炎热,雨水充足,万物生长发育较快。心脏在五行归属中也属火,与夏季相应,故人在夏季心气旺盛。苦味亦配属五行归属中的火,心喜欢苦味食物,如一般人群在夏季适宜吃苦瓜等。但对老年人来说,夏季要"减苦增辛,以养肺气",原因如下。

在五行学说中,心属火,肺属金而对应辛,火能克制金,即心克肺。因此,为了不使夏季心火过旺(症见悸烦不宁,寐少梦多,口干舌燥或舌疮频发等)或肺金不足(症见容易流鼻涕、容易咳喘无力,特别是有慢性肺病如"老慢支""慢阻肺"等)的老年人致病或病情加重,饮食必须减少苦味食物(如苦瓜、苦菜、苦笋、莲子心、百合、可可、啤酒等),增加辛味食物(如姜、葱、花椒、辣椒、韭菜、蒜、芥末、胡椒、洋葱、蒜苗等),以养肺气,使肺金旺不受心火克制,并且可使肺金助肾水克制心火,心肾相交,水火既济,对老年人有好处。

陈直还在上文中针对老年人的夏季饮食,提出了如下建议。

(1) 老年人在夏季的饮食宜温软,不要太饱,少量多餐。口渴时可饮小米汤、豆蔻水,可健胃化湿、芳香醒脾。生冷肥腻之物如肉类、凉粉、冷饭之类,应当少食,以免吃坏肚子。

(2) 夏季瓜果类较多,老年人要根据身体状况,少量选食,过食会伤及脾胃,造成腹泄。

(3) 老年人能吃的东西本来就不多,若老年人实在想吃的食物,家人不要盲目阻止,可采取一定的策略,劝说老年人少吃。

小贴士

豆蔻水,除药用外,现在国内较少见。作为日常饮品,东南亚一带较为流行。到东南亚国家旅游时一般都会见到,属于必喝的饮品之一,它最能散热、祛湿、解暑!

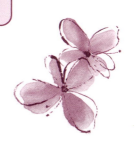

31. 为何夏季多"呵气"有利于养心气？

原文选摘

> 心气盛者，调呵气以疏之。顺之，则安。逆之，则太阳不长，心气内洞。
>
> ——《夏时摄养第十》

据《中医大辞典》，心气盛，又称心气实、心阳盛。心主血脉，藏神，其气过亢，可表现为神志或血脉的病证。《灵枢·淫邪发梦》："心气盛，则梦善笑恐畏。"《诸病源候论·心病候》："心气盛，为神有余，则病胸内痛，胁支满，胁下痛，膺背髀腋间痛，两臂内痛，喜笑不休，是心气之实也。"

按五行学说生克关系来讲，老年人夏季心为主脏，心气旺盛，心属火，肺为金，心火可克肺金，所以老年人在夏季多肺气虚，特别是患有慢性肺部疾病的老年人。老年人多调"呵"（hē）气，增强肺功能，增强肺金，肺金生肾水，肾水可以克制心火，有利于养心气。同时，肾水也可以生肝木，使肝木疏达，不致郁而生火，气机顺调，身心愉快。

中医讲究天人合一，夏季万物生长，顺应夏季气候特点进行摄养，老年人会安全无病；但若逆于夏季万物"长养"的趋势，胡乱摄养，不利于养心气，老年人会出现心气虚的现象，症见心悸、短气（活动时加剧），自汗，胸闷不舒或痛，体倦乏力，等等。肝气调达，心脏得安；否则，心火无以滋长，自然就会虚弱。

南北朝陶弘景所著《养性延命录》中"服气疗病"章说:"肝脏病者,眼疼愁忧不乐,呵气出之。"唐代孙思邈所著的《备急千金要方》亦有"肝病者,用大呵三十遍细呵十遍"的类似记载。这说明"呵"气确实有疏肝的作用。不过练习时还是要在专业老师的指导下进行。

呵气的呼吸方法是:呼气,口中念呵字,足大趾轻轻点地;两手掌心向里由小腹前抬起,经体前至胸部两乳中间位置向外翻掌,上托至眼部。呼气尽吸气时,翻转手心向面,经面前、胸腹缓缓下落,垂于体侧,再行第二次吐字。如此动作6次为1遍,作1次调息。

小贴士

夏季注意养心,养心可以通过疏肝达到目的,呵气是方法之一。呵气对心悸、心绞痛、失眠、健忘、盗汗、口舌糜烂、舌强语謇等疾患有辅助治疗效果。

三、《养老奉亲书》对老人衣食起居有何说法

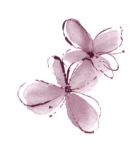

32. 夏季养老在纳凉起居方面有何建议?

原文选摘

> 若檐下过道,穿隙破窗,皆不可纳凉。此为贼风,中人暴毒。宜居虚堂净室,水次木阴洁净之处,自有清凉。
>
> 宜往洁雅寺院中,择虚敞处,以其所好之物悦之。若要寝息,但任其意,不可令久眠。但时时令歇,久则神昏,直召年高相协之人,日陪闲话,论往昔之事,自然喜悦,忘其暑毒。细汤名茶,时为进之。晚凉方归。
>
> ——《夏时摄养第十》

陈直在这两段话中,对老年人迎暑度夏给出了很好的建议。

(1) 起居场所选择。在夏季,像屋檐下的过道,有缝隙、处处漏风的破旧窗户旁边,都不能供老年人用来乘凉,因为这些地方吹过的风都是容易致病的风,中医学称为"贼风",一旦侵袭人体,人会突然生病,尤其是老年人。应该让老年人居住在宽敞干净的房间,靠近水塘,旁边有树荫庇护。这样的地方自然会有清凉避暑的感觉。

(2) 避暑场所选择。老年人适合前往整洁优雅的寺院等场所,找一处干净的空房子,做自己喜欢做的事。如果老年人要躺下休息,可任由老人心意,只是不能让他在风凉的地方久睡。老人走走歇歇,时间不能太长,否则脑子疲累,会不清醒。也可以直接邀请一些年龄相仿的人一起乘凉,可以每天在一起聊天,一起怀旧,自然就开心喜悦,忘记暑热带来的不快。还要准备一些解暑茶水,不时喝一点,等到天晚气温凉爽再回家。

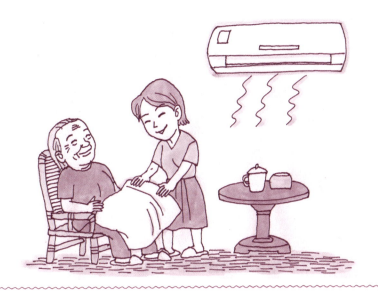

三、《养老奉亲书》对老人衣食起居有何说法

　　现代社会由于空调等电器的出现，老年人迎暑度夏的选择很多。但有一点需要注意的是，夏季纳凉颇有讲究，因老年人体弱，切忌受风寒，轻者感冒发热，重者可危及生命。

小贴士

　　老年人夏季开空调度夏时，应注意这样几点：①温度可调到26～28℃，室内与室外温差最好控制在7℃以内，空调出风口不能对着老人。②多喝温开水，护住肩颈和膝盖。③每隔2小时开窗换气一次。④洗澡后不要立即开空调，最好是等身体自然风干或擦干以后，休息20～30分钟再开空调。当身体大汗淋漓时更应如此。

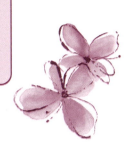

33. 秋季饮食养老为何"减辛增酸,以养肝气"?

原文选摘

秋属金,主于肃杀。秋,肺气旺,肺属金,味属辛,金能克木。木属肝,肝主酸。当秋之时,其饮食之味,宜减辛增酸,以养肝气。

——《秋时摄养第十一》

自然界							五行	人体						
五音	五味	五色	五化	五气	五方	五季		五脏	六腑	五官	形体	情志	五声	变动
商	辛	白	收	燥	西	秋	金	肺	大肠	鼻	皮毛	悲	哭	咳

中医讲究天人合一,人体也和自然界一样,在秋季燥收的影响下,人的神气内敛含蓄,任何不顺应秋令肃杀的气候变化都会对万物和人体带来不利的影响。

这段话的意思是说,从中医五行学说的角度来讲,秋季在五行中属金,到了秋天,气候变得清凉,霜降使植物叶子开始变黄脱落,出现一派肃杀、摧残的景象。秋季,肺为主脏,肺在五行中配属金,气味对应辛,所以,秋季饮食要减辛味食物(如姜、葱、花椒、辣椒、韭菜、蒜、芥末、胡椒、洋葱等)。金能够克制木,肝对应木,肝所对应的味道是酸,所以,秋季饮食应增加味酸食物(如西红柿、石榴、橘子、酸枣、葡萄、青苹果及各种醋等),使肝气旺盛,不被肺金所制。同时,肝木生火以制肺金,从而达到养肝气、防治肺气过旺的目的。

那么,老年人如何在秋季"减辛增酸,以养肝气"呢?

(1) 少吃辛味的葱、姜、蒜、韭、椒等辛辣食物。

(2) 少饮酒,特别是高度白酒。

(3) 多吃一些带有酸味的水果,如苹果、石榴、葡萄、柚子、柠檬、山楂等。

(4) 食物调味料中适当多用醋,从而达到在养肺的同时养肝的目的。

小贴士

老年人在日常生活中如何选购醋呢?下面介绍几个挑选醋的小技巧。①看包装:酿造工艺生产的醋,通常会在包装上写明"纯酿造""酿造产品"等字样。如果标签上没有这些字样,那肯定不是纯酿造产品。②摇一摇:这是最简单有效的,品质好的醋会有一层细小的泡沫浮在上面,能持续较长时间。而劣质的醋则会有大泡沫出现,而且很快消失。③辨颜色:优质醋呈棕红色或褐色(米醋为玫瑰色,白醋为无色)。④闻香气:好醋有浓郁的醋香,在酸味之余,能闻到粮食、水果发酵后的香味,熏醋还会有熏制的香气。而质量较差的醋往往醋味较淡或酸味刺鼻。⑤观总酸度:购买时应注意产品标签上注明的醋酸含量。对酿造醋来说,醋酸含量越高说明食醋酸味越浓,比如总酸度6%的醋就比3%的要好。

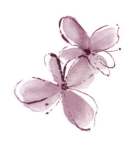

34. 为何秋季多"呬气"可使肺气得平少生病?

原文选摘

肺气盛者,调呬气以泄之。顺之,则安;逆之,则太阴不收,肺气焦满。

——《秋时摄养第十一》

据《中医大辞典》,肺气盛,又名肺气实,出自《灵枢·淫邪发梦》,指肺经邪气盛实的证候。《诸病源候论·肺病候》:"肺气盛,为气有余,则病喘咳上气,肩背痛,汗出,尻阴股膝踹足皆痛,是为肺气之实也。"

呬(sī)气,指喘息之气。呬字正好为齿音,五行属金,对应肺,肺连五脏,受风即鼻塞,有疾作呬吐纳治之。唐代孙思邈在《备急千金要方·养性》中指出:"脾脏病者,体上游风习习,遍身痛,烦闷……治法,用呬气出。"又说:"肾病者,用大呬五十遍,细呬三十遍。"

"顺之"是指如能注意秋季摄养,使人体顺应秋天的季节变化,就可以大体上安乐无病。"逆之"指的是违备了秋季的正常气候特点,仍然炎热,物则不死,植物还在贪青贪长,生物还在生长活动。人们又不注意秋季摄养,呼吸状态也随着炎热的天气而气喘吁吁、难以收伏,导致肺气不平,这就是"太阴不收"。人们喘息多气,肺气所以满;多呼失水分,肺叶所以干焦,显现为肺胀喘满等证,因而是"肺气焦满"。

这段话的意思是说,秋季肺为主脏,老年人会肺气盛,从五行生克关系来讲,脾属土,为肺金之母;肾属水,为肺金之子。老人在做调气导引运动时,多调"呬气"以泻肺气亢盛,使脾土和肾水与肺金渐趋平衡,脾、肺、肾母子相互滋生,使肺气得平,疾病自然少生。

那么,"呬气"的方法和步骤是怎样的呢?可参考"六字诀"中的"呬字功"。

(1) 口型:开唇叩齿,舌微顶下齿后。

(2) 方法与步骤:呼气念呬字,两手从小腹前抬起,逐渐转掌心向上,至两乳平,两臂外旋,翻转手心向外成立掌,指尖对喉,然后左右展臂宽胸推掌如鸟张翼。呼气尽,随吸气之势两臂自然下落垂于体侧,重复6次,调息。

小贴士

肺胀喘满,是指肺管不利、气管不畅、肺气壅滞、胸膺胀满为病理改变,以喘息气促、咳嗽咳痰、胸部膨满、胸闷如塞,或唇甲发绀、心悸浮肿,甚至出现昏迷、喘脱为临床特征的病证。

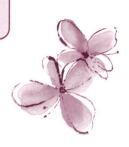

35. 秋季养老在饮食起居方面有何建议？

原文选摘

> 秋时,凄风惨雨,草木黄落。高年之人,身虽老弱,心亦如壮。秋时思念往昔亲朋,动多伤感。季秋之后,水冷草枯,多发宿患,此时人子,最宜承奉,晨昏体悉,举止看详。若颜色不乐,便须多方诱说,使役其心神,则忘其秋思。其新登五谷,不宜与食,动人宿疾。
>
> ——《秋时摄养第十一》

看到这段话,马上就会让人想起李清照的词《声声慢·寻寻觅觅》,其中"寻寻觅觅,冷冷清清,凄凄惨惨戚戚"一句。

这段话说明了4层含义:

(1) 秋季里自然界呈现凄风惨雨、草木黄落等一派肃杀劲急之象,老年人身体虚弱,心思很多,秋风秋雨愁煞人,很容易引发老年人的愁思,很容易陷入"秋士见阴而悲"的情境,想到往昔亲朋见面不易,见一次少一次,更容易伤感郁闷,从而产生悲观厌世心理和郁闷不舒症状,愁思伤脾,悲哀伤肺,出现诸如经常叹息、少食、嗳气、胁痛、大便不调等症。

(2) 秋季水冷草枯之时,容易诱发老年人的旧病宿疾。

(3) 后辈儿孙应当顺承老年人的心意,早晚都要体察了解其情绪与举止变化,加强护理。如果面容不愉快,就要多方开导使其愉悦,掌握其心理变化,让其在儿孙的良性掌控中,则可以避免秋思。

(4) 当年收获的新粮,不适宜给老年人食用,因其容易引动宿疾,特别是秋季刚收获的粮食。

从上面这4层含义中，可以总结出以下几点建议，供老年朋友在秋季养生时参考。

一是老年人应当加强精神和情绪调节：多出去旅游、观看戏剧和文艺节目，以及下棋、赏花等，让心神既得到舒畅，又稍微感到疲劳。这样就能够在一定程度上避免秋季自然变化所产生的思念之情。

二是老年人在平日里要照顾好自己，严防旧病复发，有病后要及时就医。

三是老年人要注意自己的饮食，如不宜进食在秋季刚刚收获的五谷所做的饭食，以免引发旧病。秋季脾胃易伤，冷硬食物要少吃或不吃，以免引发肠胃疾病、损耗元气。

小贴士

老年人在秋季，一要防止触发秋思，二要注意宿疾。无论老年人自身，还是家人子孙，都不得等闲视之。

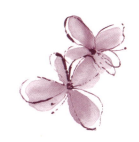

36. 冬季养老饮食为何要"减咸而增苦,以养心气"?

原文选摘

> 冬属水,主于敛藏。冬,肾气旺,属水,味属咸。水克火,火属心,心主苦。当冬之时,其饮食之味,宜减咸而增苦,以养心气。
>
> ——《冬时摄养第十二》

自然界							五行	人体					
五音	五味	五色	五化	五气	五方	五季		五脏	六腑	五官	形体	情志	五声	变动
羽	咸	黑	藏	寒	北	冬	水	肾	膀胱	耳	骨	恐	呻	栗

这段话告诉我们:

(1) 冬季在五行中属于水,到了冬季,所有的生机都潜藏起来,所有的昆虫和一部分动物已经进入冬眠状态,人体阳气也潜藏起来。

(2) 在冬季,由于肾亦属水,对应的气味为咸,肾为主脏,故肾气旺盛。五行生克中,水能克火,而火对应五脏中的心,心对应的气味为苦。在冬季,若再过食味咸之品(如螃蟹等),味咸之品大多为寒性,会使肾水更盛,更能克心火,肾气会乘机克制心脏,从而产生心系病症,老年人病情会更重。若此时能增加苦味饮食品如苦瓜、咖啡等,有利于心气强盛,从而免受旺盛的肾气乘侮。因此,老年人在冬季饮食方面,应该减少咸味而增加苦味,养心气以抑制肾气过旺的情况。

再深入一步讲，中医讲究天人合一，人体和自然万物相应存在。冬季里，水因寒而冻结，地因寒而坼裂，人体皮肤腠理变得致密，精神也应含蓄而不显露，使阳气不能向外发散。这时候任何不顺应冬令闭藏之气的变化，对自然界万物和人体都会带来不利的影响。故冬季饮食方面，因肾属水，其味咸，过食咸味能使肾气亢盛克伐心火，产生心脏或神志疾病。心之味苦，多食苦能使心气健旺，不受邪侵，会避免多种疾病的发生。

老年人在冬季饮食方面如何做到"减咸而增苦"呢？少食咸味食物，首要的就是减少食盐摄入，饭菜以清淡为上。其次是冬季要少吃或不吃性味咸寒的食品，因性味咸寒类食品最易伤阳，毁人根本。而苦味是入心的，多为温性食品，可以养心阳、肾阳，故冬季不妨多食用一些苦味食物。

小贴士

对于心火大、心气虚的老年人来说，吃苦味食物可补心气。心火大的人，往往会出现口舌生疮、红肿疼痛，甚至口疮出血等症状。冬季可以吃点苦味食物，因为它既能泄心火，又能养心阴，所以，平时爱上火的人可以吃点苦味饮食，如苦丁茶、莲子心、苦瓜等，这样就能把心火给降下来。

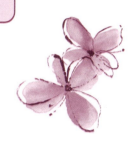

37. 为何冬季多"吹气"可使肾气得平？

原文选摘

肾气盛者,调吹气以平之。顺之则安,逆之则少阴不藏,肾之水独沈。

——《冬时摄养第十二》

据《中医大辞典》,肾气盛,系病证名,是指肾经邪气盛实的证候,语出《灵枢·淫邪发梦》。《诸病源候论·肾病候》亦载:"肾气盛,为志有余,则病腹胀飧泄(肠鸣腹痛,大便泄泻清稀,并有不消化的食物残渣),体肿喘咳,汗出憎风,面目黑,小便黄,是为肾气之实也。"由阳气盛而生热,或复感湿邪所致。治宜清热、利湿等法。

冬季里,肾气旺盛,水克火,火属心,故要增强心火的功能。老年人在做调气导引运动时,应多调"吹"气,泻热邪,可抑制亢盛肾气,使肾气得平,疾病自然少生。

通过摄养,让人体顺应冬天的季节变化,就可以防病发生而获安乐。假若违逆了冬天的季节变化,就会影响肾脏的闭藏之气,使春季肝木失其所生,筋病为痿,活动不利,阳虚为厥逆,招致春生之气减损,疾病丛生。

那么,吹气的方法和步骤是怎样的呢?
遵从"六字诀",吹气时,足五趾抓地,足心空起,两臂自体侧

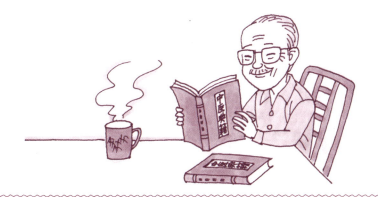

三、《养老奉亲书》对老人衣食起居有何说法

提起,绕长强(在尾骨端下,尾骨端与肛门连线的中点处)、肾俞(第二腰椎棘突下,旁开1.5寸)向前划弧,并经体前抬至锁骨平,两臂撑圆如抱球,两手指尖相对。身体下蹲,两臂随之下落,呼气尽时两手落于膝盖上部。随吸气之势慢慢站起,两臂自然下落垂于身体两侧。共做6次,调息。吹气,可辅助治疗腰膝酸软、盗汗遗精、阳痿、早泄、子宫虚寒等肾经疾患。

小贴士

中医所谓五脏之病,不能等同于西医所指人体各脏器的疾病,而是根据中医概念推导出来的某系列疾病。也就是说,中医所说的脏腑,不能等同于西医学中的脏器。如中医学讲心主神志、主血脉,故心之疾病不仅包括心脑血管疾病,还包括神志疾病。在阅读中医典籍的时候,一定要注意中西医脏腑概念的差异,否则容易产生误会,甚至南辕北辙。

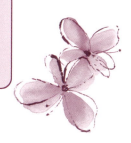

38. 冬季养老在衣食起居方面有何建议？

原文选摘

　　三冬之月,最宜居处密室,温暖衾服,调其饮食,适其寒温。大寒之日,山药酒、肉酒,时进一杯,以扶衰弱,以御寒气,不可轻出,触冒风寒。

　　冬燥煎炉之物,尤宜少食。冬月,阳气在内,阴气在外,池沼之中,冰坚如石,地裂横罍,寒从下起,人亦如是。

　　亦不宜澡沐,阳气内蕴之时,若加汤火所逼,须出大汗。高年阳气发泄,骨肉疏薄,易于伤动,多感外疾,惟早眠晚起,以避霜威。

——《冬时摄养第十二》

　　"三冬之月"泛指冬季的3个月。"山药酒、肉酒"指用山药、羊羔肉和其他补益类中药材泡在白酒或黄酒中经一定工艺制成的药酒,现在山药酒还有,肉酒已经很少见了。"煎炉之物"大概指的是火炉烤炙食品。"寒从下起",与"寒从脚下起"大致同义,脚是人的第二心脏,老年人在冬季要注意脚部保暖。

　　上面这段话给老年人在冬季衣食起居养老方面提出以下6条建议,可供老年朋友参考。

　　(1) 冬季3个月,老年人除了必要的外部活动外,应该呆在不透风的房间里,窗户、门缝、墙壁的空隙均应堵住(应注意留通风口和排烟口,谨防煤气中毒),北方有暖气设备,南方有空调,室内温度保持在18～25℃为宜,但每隔2小时要通风换气1次。被子和衣服都要干净保暖,调理好三餐饮食,保持温暖舒适。

（2）在大寒节气里，在征求中医科医师同意的情况下，可以少量服用山药酒等保健药酒。酒能活血通络，可以改善机体的衰弱状态，预防寒邪侵犯。"百病从寒起"，冬季寒冷时节不要轻易出门，以免受到寒邪和风邪的侵袭。

（3）冬季低温，家中多生炉火取暖，油煎、烤炙食品正好方便，但天气干燥，炉火煎炙食品会导致上火，应当少食。且油煎烤炙食品多油大或坚硬难咬动，有碍消化。

（4）冬季阳气潜藏，外面天寒地冻，老年人要穿戴好衣帽、手套和鞋袜注意保暖。特别是"寒从脚下起"，脚是人的第二心脏，是全身经络交汇之处，要护好双脚，一是避免冻伤，二是温暖护卫全身。

（5）冬季气温低，虽然现在生活条件改善了，但老年人洗澡沐浴仍不太方便，特别是不宜在高温高湿的浴室中长时间洗澡沐浴。这主要是有两点考虑，一是避免缺氧，高温高湿下呼吸不畅，或者发生跌倒事故，引发骨折等；二是高温高湿下老年人会大汗淋漓，阳气外越，皮肤营卫功能失调，外邪会乘机而入，导致受凉感冒或其他风寒疾病，影响身心健康。因此，老年人在冬季沐浴时间要短，家人也要多予关照。

（6）冬季严寒，冰刀霜剑，早晚气温更低，老年人要跟着太阳，日出而作，日落而息，早睡晚起，以候日光，可以避免霜冷侵害。

小贴士

不少老年人在冬季喜欢喝一点保健药酒，以活血通络、暖和身体。目前，市面上有不少品种的山药酒在销售，感兴趣的老年朋友可以选购少量饮用。山药性味甘平，归脾、肺、肾经，可补脾养肺、固肾益精。河南的铁棍山药较为有名，不少老年朋友喜食。

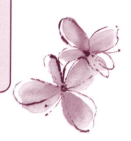

四、《养老奉亲书》中特色食疗方

39. 为什么说"牛乳最宜老人"?

原文选摘

[益气牛乳方]牛乳最宜老人。性平,补血脉,益心,长肌肉,令人身体康强润泽,面目光悦,志不衰。故为人子者,常须供之,以为常食。或为乳饼,或作断乳等,恒使恣意充足为度,此物胜肉远矣。

——《食治养老益气方第一》

此段文字首见于唐代孙思邈所著《千金翼方》卷十二中的"养老食疗第四",为"论五首"之第四首,提出牛乳最适合老人食用。

引文中的"牛乳"应该与我们现在所说的"奶酪"差不多,现在的奶酪是用牛奶发酵后,加些盐通过一定的工艺做出来的,又称芝士,古代也有称"醍醐"。奶酪长于营养血脉,滋润五脏,主补虚赢,止渴生津,强身健体,润泽皮肤,在古代营养品缺乏的情况下,对于老年人的补益作用尤甚。

下面我们说说牛奶。牛奶为牛之血液所化,据《中药大辞典》,其味甘性微寒,归心、肺、胃经,可补虚损、益肺胃、养血、生津润燥、解毒。主治虚弱劳损、反胃噎膈、消渴、血虚便秘、气虚下痢、黄疸。现代营养学认为,牛奶营养丰富,富含多种必需营养素,其营养价值远胜于肉类食品。现代医学认为,牛乳属于精蛋白食物,更能被人体吸收和利用,所以是营养学首先推荐的营养食物。但因本品性微寒,故有脾胃虚寒泄泻及内有湿滞积饮、痰火者宜忌服,以免助邪而增病。

据北京青年报 2015 年 7 月 10 日 B11 版作者为阿诚的一篇文章《舌尖上的活牛奶》所载，咱们国人喝牛奶的历史可以追溯到早在商周时期就活跃在北方的匈奴等游牧民族，以后历朝各代都有记载，并指出直至 20 世纪 70 年代牛奶离绝大多数国人的日常生活仍然很遥远，改革开放以后，随着社会经济的发展，牛奶才走上百姓的餐桌。因此，引文中提及的"常须供之，以为常食"的"牛乳"可能是仅限于对社会上层富贵之家的一种特供食品，一般人很少能吃得上。而现在超市中各种品牌的奶酪很多，人们可以按照自己的喜好购买。

另外，由牛奶做成的酸奶，酸酸甜甜，具有延寿作用，老年朋友可酌情选用。还有一些有地方特色的老酸奶、奶酪等，也颇受老年朋友的喜爱。

小贴士

牛奶中含有乳糖，对于乳糖不耐受者来说，普通牛奶可引起腹胀、腹泻、腹痛等胃肠症状。不耐受者可服用低乳糖奶或脱乳糖奶，或者采用少量多次的方式服用。脂血症患者可选用脱脂牛奶。

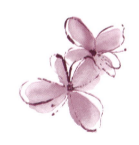

40. 吃莲子粥和芡实粥有助聪耳明目吗？

原文选摘

[莲实粥方]食治老人益耳目聪明、补中强志。
莲实半两,去皮,细切。糯米三合。
上先以水煮莲实令熟,漉出。次入糯米作粥,候熟,入莲实搅令匀。热食之。

食治老人益精气,强意志,聪利耳目,鸡头实粥方。
鸡头实三合。
上煮令熟,去壳,研如膏。入粳米一合,煮粥,空腹食。
——《食治老人眼目方第二》

人上了年纪以后,腿软、耳聋、眼花、牙齿脱落等老态就相继出现。为了延缓衰老,众多中医大家、养生家推出了一些食疗养老方,如上面这段话中的两种食疗粥就是较为出名的养老食疗方。

(1)"莲实粥"。

方中的莲实,就是莲子。莲子味甘涩,性平,入脾、肾、心经,具有补脾止泻、益肾固精的功效。主治脾虚久泻、久痢,肾虚遗精、滑泄、小便失禁,妇人崩漏带下,心神不宁、惊悸不眠等。其所治脾经疾患最多,故明代李时珍称莲子为"脾之果",用之补益中焦元气,使元气得和、津液相成,则诸窍自然通利。

方中的糯米,味甘性温,归脾、胃、肺经,能补中益气、健脾止泻、缩尿、敛汗、解毒。主治脾胃虚寒泄泻、霍乱吐逆、消渴尿多、自汗、痘疮、痔疮。主温中。

　　莲子与糯米两味配伍，相辅相成，为平补粥方中之佳品，长期服食，能"耐老""令人肥健"，不但能治耳目之疾，对机体全身状况的改善也很有好处。糯米也可换成粳米。糯米与莲子的用量可酌个人情况而定。

　　(2) 芡实粥。

　　方中的"鸡头实"，即芡实，味甘涩，性平，归脾、肾经。能补肾涩精、补脾止泻。主治遗精、白浊、带下、小便不禁、大便泄泻。

　　方中的粳米，性平味甘，归脾、胃、肺经，具有补气健脾、除烦渴、止泄痢之功。主治脾胃气虚、食少纳呆、倦怠乏力、心烦口渴、泻下痢疾等。

　　芡实与粳米配伍，共奏补益脾肾、平补气血之功效。气血旺盛，脾升清阳，肾滋五脏诸窍，耳目自然聪明。

小贴士

　　老年人可常服莲实粥和芡实粥，其中糯米与粳米之选用可视自身脾胃状况而定，若舌苔较厚腻可选用粳米，苔薄且无胃肠不适可选用糯米。

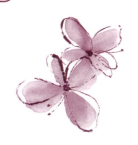

41. 吃鲤鱼脑粥可治老人耳聋吗？

原文选摘

> [鲤鱼脑髓粥方]食治老人耳聋不瘥。
> 鲤鱼脑髓二两，粳米三合。
> 上煮粥。以五味调和，空腹服之。
> ——《食治老人耳聋耳鸣诸方第三》

上面这段话中，"鲤鱼脑髓"是个稀罕物，有人说不定会认为作者陈直在故弄玄虚，鲤鱼脑髓真能治老人耳聋吗？答案是肯定的，否则陈直也不会历经千辛万苦将此粥方辑录于此，疗效肯定是有的。

中医学认为，食疗补益是"以形补形"，说白一些就是"吃啥补啥"。例如，动物的胃可以健脾胃，动物的肝脏可以养肝血，动物的肾脏可以益肾精。吃鲤鱼脑髓就能补人的脑髓，而人的脑髓与耳皆通于肾，两者又有脉络相连，人的脑髓得到补充，则肾气转旺，相应地耳亦会聪，所以，古人常取动物脑髓来治疗耳聋。

《中药大辞典》中将"鲤鱼脑髓"称为鲤鱼脑，有明目、聪耳、定痫的功效，可治青盲（视神经萎缩）、暴聋、久聋和诸痫。从这些功效和主治来看，鲤鱼脑髓内服外用均佳，治疗耳聋有较好效果，的确是适合老年人的补益食品。故凡老人肾精亏乏、脑髓不足，而致脑转、耳鸣、耳聋健忘、耳中化脓久久不愈者，可以此充作食疗或外用。

近现代以来，由于各种原因，特别是西医学的传入，中医食疗的"以形补形"的观点，被一些现代科学主义者提出质疑，并以此

四、《养老奉亲书》中特色食疗方

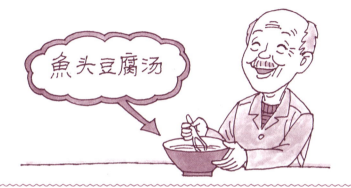

认为中医是伪科学,这不大妥当。中医学是以经验为基础的医学,这些观点是在长期的医疗实践中形成的,有疗效才最有说服力,用鲤鱼脑髓治疗耳聋和耳化脓疾病在近代的传统医疗中仍然在运用。只不过到了现代社会,由于鲤鱼脑髓不太好取得,已经不再应用,但我们也不能因噎废食,动动脑筋,鲤鱼脑髓还是可以取得到的;实在不想取,可以直接取鲤鱼头用。鱼头豆腐汤大家都喜欢吃,就做个鲤鱼头豆腐汤也未尝不可,再说吃鲤鱼头豆腐汤时,也会吃到鲤鱼脑髓,大不了多吃几次罢了。

小贴士

经常食用鱼头豆腐汤,有补肾益气、清热润燥的功效,特别是冬季,对人体有健脑暖胃和散热止渴的效果,能够有效提高记忆力,提高大脑活跃程度,增强人的思维逻辑能力。同时,还可以防治口臭,对于肠胃功能异常和高血压患者来说有一定的食疗作用。

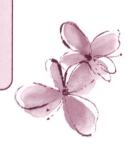

42. 食用山药粉能"益气力、不饥延年"吗？

原文选摘

造山药面法：

取山药去皮薄切，日中暴干，柳箕中接为粉，下筛。如常面食之，加酥蜜为淳面尤精。益气力，长肌肉，久服轻身，耳目聪明，不饥延年。

——《食治老人脾胃气弱方第六·增补方剂》

山药为药食两用品，在《神农本草经》中列为上品，具有很好的滋养作用。山药味甘性平，归脾、肺、肾经。具有补脾养肺、固肾益精的功效。可用于脾虚食少、久泻不止、肺虚喘咳、肾虚遗精、带下、尿频、虚热消渴。山药是生活中常见的食物，怎样吃才最能发挥其补益作用呢？陈直在这段话中介绍了一种较为实用的长期服用方法，即山药面。

具体做法如下：将山药去皮切薄，趁中午日高暴晒干燥，然后将其置于柳条编制的簸箕中，用双手揉搓，让其细粉从筛中落下。所制细粉食用方法和一般白面相同，其中加酥蜜制成质地黏稠、味道浓郁的面食，滋养效果更好。

加酥蜜，应当是指中药的一种炮制方法——酥蜜法。酥蜜法是用酥油与蜂蜜以一定的比例混合后涂于药材上，置无烟火上烤至酥油尽的方法。如《雷公炮炙论》中言杜仲："凡使，先须削去粗皮，用酥蜜和作一处，炙之尽为度，炙干了，细锉用。凡修事一斤，酥二两，蜜三两，二味相和令一处用也。"酥油是似黄油的一种乳制品，是从牛、羊奶中提炼出的脂肪，具有滋润肠胃、和脾温中的功能。蜂蜜又称蜂糖、蜜糖，性味甘平，归肺、脾、大肠经，主治补中润燥、止痛解毒，内服用于脘腹虚痛、肺燥干咳、肠燥便秘，外治疮疡不敛、水火烫伤。故采用酥蜜法加工之后，山药在口感上提高了香甜度，疗效上加强了健脾补中、滋阴润燥之功。如此加工后的山药面，长期服用可以增长力气、丰满肌肉，使得身体轻松、耳聪目明，不容易感到饥饿而延长寿命。

作为日常最多见者则是山药鲜品，市场上很容易购得，其中以河南铁棍山药为最佳。鲜山药炒、炖皆可，可单独食用，也可配合党参、枸杞、当归等煲汤。山药是药食两用品，可长期食用。

小贴士

有些人可能不喜欢或无法获取酥蜜法炮制山药者，笔者推荐使用麸炒山药。麸炒山药是临床常用山药饮片之一，可在正规中药房中购买后拣干净打粉用，更具补脾健胃之功，可用于脾虚食少、泄泻便溏、白带过多。若身体有内热者，则选用生山药干，也就是没有炮制过的山药干品。

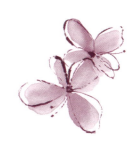

43. 食用姜糖能防治老人咳嗽气急吗？

原文选摘

> [姜糖煎方]食治老人上气咳嗽，喘急，烦热，不下食，食即吐逆，腹胀满。
>
> 生姜汁五合，砂糖四两。
>
> 上相和，微火温之。一、二十沸即止。每度含半匙，渐渐下汁。
>
> ——《食治老人喘嗽诸方第十》

上面这段话所指为姜糖，现在市面上，特别是在一些风味零食店中，有金黄色的糖姜片在卖。大型超市中也有盒装姜糖茶出售，有不少人会选购。或直接吃，或冲泡茶喝，辣辣的，甜甜的，吃过后身体发热，像运动热身的效果一样。

老年人体弱，易外感风寒，邪气内侵于肺，致肺气不降，而见上气咳嗽、喘息气急之症。肺为寒束，胸中阳气郁闭，故作烦热、胃失和降、脾气壅滞、不下食、食即吐逆而腹胀满。方用生姜汁味辛微温，功能散寒化饮、开痰下气、止呕消胀；砂糖甘平，清心肺燥热，治嗽消痰，助脾除胀。二药配伍，可治疗风寒感冒引起的咳嗽、消化不良。

本方所用之砂糖，未注明红砂糖或白砂糖，白砂糖的可能性较大。红砂糖性温，功能偏于补中缓肝，活血行瘀；白砂糖性凉，功能偏于润肺生津，消痰和中。本方以治咳嗽为主，选用砂糖可根据寒热偏性决定。方中砂糖还有中和生姜辛辣口感的作用。

老年人若需要,可直接到大型超市中就可以买到糖姜片或姜糖茶,服用也很方便。老年人外感风寒,除姜糖煎方,再推荐以下两方。

(1)葱豉汤。取葱30克,淡豆豉10克,生姜3片,黄酒30毫升(若以米酒替代,可用40毫升)。将葱、淡豆豉、生姜并水500毫升入煎,煎沸再入温热黄酒即可。此汤具有发散风寒、理气和中的功效,用于外感风寒表证(恶寒发热、头痛、鼻塞、咳嗽等)。

(2)神仙粥。取生姜3片,连须葱白5段,粳米50克,食醋15毫升。先将粳米淘净与生姜末同煮沸后,再放进葱白(不去须),待粥将熟时,调入米醋,稍煮即可,趁热服食,服后盖被静卧,避免风寒,以微汗出为佳。本粥可发散风寒,适用于风寒感冒引起的头痛发热、怕冷、浑身酸痛、鼻塞流涕,以及胃寒呕吐等。

小贴士

在使用本方的时候,有两点要注意:一是腹胀比较明显,按之明显觉痛,大便闭结者,可在汤中加入萝卜煮熟后服食。二是阴虚火旺者(可见舌红、烦热、盗汗等症状),生姜的量不宜太多,纵切约1毫米厚3片足矣,且中病即止,不可过量。

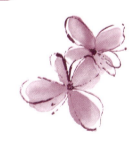

44. 吃猪羊血能防治便秘吗?

> **原文选摘**
>
> 凡老人脏腑结燥,大便秘涩,可频服猪羊血,或葵菜血脏羹,皆能通利。
>
> ——《养老奉亲书·养老奉亲书续添》

上面这段话中提到的羊血,目前市面上可能不太多,猪血相对多一些。葵菜,民间称冬苋菜、滑菜或马蹄菜,是一种非常古老的蔬菜品种,叶子和梗都可食用。

便秘是老年人常见的疾病,必须重视。老年人气血亏虚,津液不足,故容易出现脏腑燥结、大便干涩闭结。长期便秘,使得腹胀、腹痛、无力、食欲不振,导致肛肠疾病发生。因此,需积极就医治疗。另外,老年人还可辅助食用猪血和羊血,或者用葵菜加动物血液做成汤羹食用,这两类食物都能使大便通畅。

猪血味咸性平,有补血、养心、止血的功效,便秘出血时可以服有。羊血,据《本草纲目》记载,性平味咸,有补血上血、散瘀解毒之功用,主要用于各种内出血、外伤出血的食治方。苋菜性微寒,具有清热解毒、通利二便的功效,合用可起到清热、滋养、通便的作用。

除了上述介绍的食疗方之外,膳食纤维含量多的食品可以通便,如红薯、芹菜、空心菜、苹果等;种子类或种子比较多的瓜果蔬菜也有通便作用,如芝麻、火龙果、吊瓜子等;再就是有下气通便的药食两用食物,如紫苏、萝卜等。药物方面,比较多用中成药麻仁丸。

老人便秘一方面是血虚生燥,另一方面则是脾胃气虚,胃肠蠕动无力,难以将食物和食物残渣往前推移。因此,临床通过健脾可以达到通便作用。笔者还推荐使用生白术煮水喝,一次用量30~50克。白术味苦、甘,性温,归脾、胃经,具有健脾益气、燥湿利水、止汗、安胎之功效,可用于脾虚食少、腹胀泄泻、痰饮眩悸、水肿、自汗、胎动不安等,治疗脾虚便秘效果也非常理想。但由于白术味苦,口感较差,可酌情加入白砂糖调味,而且必须用生白术,而不是炒白术。因白术炒制后,补益功能比较强,多用反而容易化燥生火、加重便秘。

小贴士

老年人出现轻度便秘时,可先用食疗辅助改善,如多日不缓解或向来大便严重便秘者,必须去医院就诊,查明原因,对症施治。

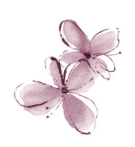

45. 吃羊肉面或羊肉面片有助治疗脾胃气弱、食欲不振吗？

原文选摘

[羊肉索饼方]食治老人脾胃气弱，不多食，四肢困乏无力，黄瘦。

白羊肉四两，白面六两，生姜汁一合。

上以姜汁溲面，肉切作臊头。下五味椒葱煮熟，空心食之，日一服，如常作益准。

[鸡子馎饦方]食治老人脾胃气弱，不多进食，行步无力，黄瘦气微，见食即欲吐。

鸡子三枚，白面五两，白羊肉五两作臊头。

上件，以鸡子白溲面，如常法作之。以五味煮熟，空心食之，日一服。常作极补虚。

——《食治老人脾胃气弱方第六》

(1) 羊肉索饼方。"索饼"，就是面条。"白面"即小麦面，《本草拾遗》载："补虚，实人肤体，厚肠胃，强气力。"可治脏躁、烦热、消渴、泄利等疾。"溲面"，就是和面。"臊头"，即肉羹，作为面浇头。

羊肉味甘性热，入脾、胃、肾经，能温中暖肾、益气补虚，主治脾胃虚寒、食少反胃、虚寒泻痢、腰膝酸软、阳痿、小便频数、寒疝、虚劳羸瘦、产后虚羸少气、缺乳，等等。

生姜，味辛性温，归肺、胃、脾经，有散寒解表、降逆止呕、化痰止咳、解诸毒的功效，主治风寒感冒、恶寒发热、头痛鼻塞、呕吐、反胃、痰饮喘咳、泄泻、鱼蟹及菌蕈等食物中毒。

方中白羊肉作为浇头，温脾暖肾以助运化；生姜汁和白面做

四、《养老奉亲书》中特色食疗方

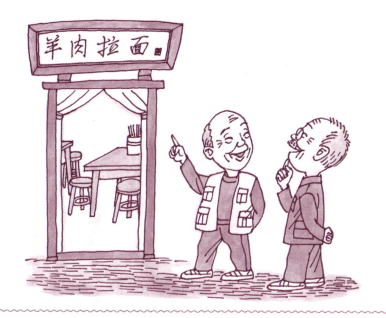

面条食,温胃降逆以助其受纳,有利于老年人消化吸收,改善纳食不佳、肢困无力、黄瘦等症状。本方简单说来就是"羊肉浇头面",简称羊肉面。老年人若是喜欢,可常食羊肉面,也有些效果。

(2) 鸡子馎饦方。"鸡子",就是鸡蛋。"馎饦"就是面片,因此,"鸡子馎饦方"就是鸡蛋面片汤。

鸡子白,就是鸡蛋白液,味甘性凉,气清,具有泻肺利咽、清热解毒的功效,主治伏热咽痛、失音、目赤、烦满咳逆、下痢、黄疸、疮痈肿毒、烧烫伤等。清代王孟英《随息居饮食谱》指出,它有"润下止逆"之效。

老人体衰或久病,脏腑阴阳气血功能下降,容易产生脾阳虚兼胃阴虚的错杂证候;脾阳虚则运化失常,步行无力,面黄肌瘦,气怯力微;胃阴受伤,胃失濡养,失于和降,以致食即欲吐。

"鸡子馎饦方"中,白羊肉性味甘热,善能补益脾气,加上白面补中之功效,可补益脾胃之阴阳。故鸡蛋、白羊肉两味配合补脾益气之白面,对老人患脾胃疾病以呕吐不食为主症者,当为有效的食疗方。

综合看来,羊肉索饼方和鸡子馎饦方均有补益脾胃、止呕降逆的功效,前者偏于补益阳气,后者阴阳双补。在食用的时候可斟酌选用。

小贴士

羊肉面和鸡蛋面片汤,在目前市面上的各种饮食店都有供应,特别是羊肉拉面,更是容易找到。老年朋友若是喜欢吃,可以多到这些拉面馆中购食,面中会有香菜、蒜叶,芳香辛辣,对脾胃气弱、食欲不振都有效。牛肉拉面更多,也是一个不错的替代选择。

五、《养老奉亲书》对医药扶持养老有何说法

46. 为何"执天道生杀之理,法四时运用而行"可防病延年?

原文选摘

《四时调神论》曰:阴阳四时者,万物之终始,死生之本也。逆之则灾害生,从之则苛疾不起,是谓得道。春温以生之,夏热以长之,秋凉以收之,冬寒以藏之,若气反于时,则为疾疠,此天之常道也,顺之则生,逆之则病。

《经》曰:观天之道,执天之行,尽矣。人若能执天道生杀之理,法四时运用而行,自然疾病不生,长年可保。

——《四时养老通用备疾药法第八》

上文第一段话中,《四时调神论》当为《素问·四气调神大论篇》之误。原文是"故阴阳四时者,万物之终始也,死生之本也。逆之则灾害生,从之则苛疾不起,是谓得道"。意思是说,阴阳之理,阳为始,阴为终,四时之序,春为始,冬为终。阴阳的特性和四季的变化是万物存在变化的根本,即阴阳和者生,阴阳离者死。春天气候温暖滋生万物;夏季气候炎热,万物生长繁茂;秋季气候凉爽,万物丰收;冬季寒冷,万物收敛或守藏。中医讲究天人合一,人与自然是同气相应、同味相投的,人若违背这个规律,就会受自然界邪气的侵袭而遭灾患病;人若顺从这个规律,就不致遭受外邪残虐而免患重疾。这就是所谓的得养生之道。

第二段话中的《经》指《黄帝阴符经》,"天道生杀之理"就是阴阳之理。第二段话的意思是说,人如果能够观察自然界变化的规律,按照自然界变化规律而行事,人的寿命就可以达到极限。人如果能够按照自然及阴阳消长的规律,按照四时气候变化养生,自然界邪气导致的疾病就不会发生,可得其长寿、尽其天年。

中医学向来认为，人生长于天地之间，无时无刻不受阴阳四时气候变化的影响。假若人身之阴阳能与四时阴阳消长之规律相适应，即春温主生发，夏热主生长，秋凉主肃杀，冬寒主收藏。以此为依据，增减衣服，适应寒温；调节饮食，春减酸益甘，夏季减苦增辛，秋季减辛增酸，冬季减咸增苦，变换养生方法，使人体顺天之常道而行，则有利于阴阳平秘、五脏和调、气血流畅、阴精上奉、腠理固密，病邪无隙可入，自然能保其天年，高龄健壮。若违逆阴阳四时的气候变化，使机体处于受自然尅伐的地位，则体内阴阳极易失衡，正气极易受损，外邪随之侵入，苛疾由是变生，邪气实而正气虚，致难求长寿。

实际上，要"执天道生杀之理"，需要养老大智慧，不是每个人都可以做到，但只要老年朋友有这个目标，并且能够身体力行，相信也会长命百岁不是梦！

小贴士

《黄帝阴符经》又称《阴符经》，被认为是道家经典，共400余字，分上、中、下篇：上篇主要内容是阐述天道与人事的关系；中篇主要内容是论述富国安民的道理；下篇主要内容是论兵法战术。历史上对《黄帝阴符经》评论不一，但其中的养生之道对我国的中医理论发展有着重要影响，有一定的借鉴作用。

五、《养老奉亲书》对医药扶持养老有何说法

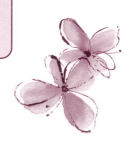

47. 为什么老年人看病不能"务欲速愈"?

原文选摘

> 常见世人治高年之人疾患,将同年少,乱投汤药,妄行针灸,以攻其疾,务欲速愈。
>
> ——《医药扶持第三》

这段话的意思是说,生活中经常能看到一些医生在给老年人看病的时候,采用的方式、方法等同治疗年轻人,草率处方投药,随意使用针灸,务求一下就攻克疾病,一定要迅速取效。在医疗科技发达的今天,这样的情况一般不大可能会发生。但从另一个角度来看,今天仍然有不少老年人看病时心急气躁,全然不顾病情,盲目寻求速效,要求医生给马上治愈,老年朋友要警惕这种误区。

为什么老年人看病不能"务欲速愈"呢?这是由老年人特殊的生理特点决定的。

(1) 人到老年,首先气血会不足,身体功能减退,引起精神减损消耗,免疫力亦相应下降,致各种疾病皆易侵袭,特别是患一种病后常会继发多种疾病,缠绵不愈。

(2) 人到老年,脾胃功能减弱,经常会出现许多症状,如头晕目眩、耳鸣耳聋、泪涕增多、饮食无味、或秘或泻、容易水土不服等,这些症状并不是用了某些药、做了某些治疗以后就能立竿见影、马上消除的。

(3) 老年人多有宿疾。宿疾指旧有的疾病,如咳喘等,遇冷辄发，或时轻时重，多由年轻时七情郁结、饮食劳倦、脾胃虚弱、气血失调，致痰饮瘀血留滞体内形成。各种致病因素交织错杂，加上老年人气血亏虚，抵御邪气能力下降，所以，一旦宿疾发生，很难彻底治愈。

(4) 老年人患病后自愈能力差，容易反复，病情复杂，速愈的难度很高。

> 老年人生病，不能追求速愈，必须信任医生，配合医生的顺治缓调方法缓缓调治。

五、《养老奉亲书》对医药扶持养老有何说法

小贴士

俗话说："病来如山倒，病去如抽丝。"这句话对一般人群都适用，老年人渐趋衰老，身体功能下降，更是如此。老年病需审慎，务必缓效图治，不能操之过急。

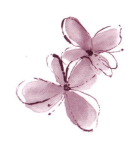

48. 为什么老年人治病不宜用"攻病之药"?

原文选摘

> 且攻病之药,或吐或汗,或解或利。缘衰老之人,不同年少真气壮盛,虽汗吐转利,未至危困。其老弱之人,若汗之,则阳气泄。吐之,则胃气逆;泻之,则元气脱,立致不虞。此养老之大忌也。
>
> ——《医药扶持第三》

上面这段话的意思是说,"攻病之药"重在"攻",药性峻猛,通常是指临床效果很明显的药物,这些药物会产生很强烈的身体反应。主要体现在中医的发汗、引吐、通下、逐瘀等法,可能会引起呕吐或者出汗,或者大小便通利。因为衰老之体,即老年人和身体虚弱的人,本身气血就亏虚,发汗的话,容易导致阳气外泄;催吐的话,会导致胃气上逆;导泻,则容易导致元气虚脱不能固涩,立马会陷入危险的境地。这是老年人在养老时的大忌,需要在就诊治疾病时与医生详细沟通。

从中医的角度来看,老年人在生病后就医治疗时,中医师首先要辨证论治,中医师无论采取何种治疗方法,都会以不伤正为前提,遵从循序渐进的原则,不会急于求成、妄投峻猛药物。毕竟吐、汗、下、利等攻疾速愈之法只适用于年少或气血壮盛之体,扶正祛邪适合老年人的气血虚弱之体。老年人要多多请教就诊医师。

老年人气血已衰,运化迟滞,脏腑柔弱,正虚邪实者多见,如果需要发汗的话,千万不可发汗太过,否则会出现汗出不止、阳气亡逸、阴液尽脱的危象,可见恍惚心乱、手足厥冷等。若吐之,则

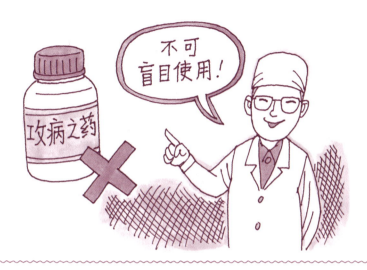

五、《养老奉亲书》对医药扶持养老有何说法

呕吐不止,胃冷呃逆,纳食不利;若泻之,则滑脱不禁,元气下脱。皆可产生意外,转眼之间,会危及老年人生命,还请老年朋友切切慎重。

小贴士

老年人年老体衰,如机器之磨损,病痛甚多,加之素有宿疾,一药投之,不可能尽愈所有疾病。加上疾病交织,病情复杂,更要就诊医生审证求因,分辨阴阳寒热,不可盲目使用攻病之药。特别是在药店自购药物服用之前,一定要在请教医生后再行购买。

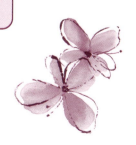

49. 如何理解"大体老人药饵，止是扶持之法"？

原文选摘

> 大体老人药饵，止是扶持之法。只可用温平顺气，进食补虚、中和之药治之，不可用市肆赎买、他人惠送、不知方味及狼虎之药。与之服饵，切宜审详。若身有宿疾，或时发动，则随其疾状，用中和汤药，顺三朝五日，自然无事。然后调停饮食，依据食医之法，随食性变馔治之。此最为良也！
> ——《医药扶持第三》

上面这段话讲得非常好，老年朋友要好好读一下。其主要目的就是想告诉老年朋友，医药只是扶助支持之法，真正起作用的还是照顾自己的身体，身体健康，百病无扰！

这段话的意思是说，大多数老年人的药物，只是用于辅助支持的作用，只能给老年人使用药性温和平稳、可条畅气机、具有补益和中功效的药物。不能随便使用在集市上买来的、他人赠送的、药味不明以及性味峻猛的药物。给老年人服用的药物，一定要仔细观察、了解来源。如果老年人有宿疾，经常发病，应该根据其症状，用中和平稳的汤药，顺应气机治疗三五天后，就会平安无事。之后调理饮食，根据食疗的方法，随食物特性烹饪药膳调理身体。这才是最好的方法！

药有三分毒，有可能会对机体造成一定损害。唐代孙思邈《备急千金要方·食治序论》云："药性刚烈，犹若御兵。兵之猛暴，岂容妄发。发用乖宜，损伤处众。药之投疾，殃滥亦然。"由此可知，老年人生病后用药治疗，必须要遵从这一法则。

五、《养老奉亲书》对医药扶持养老有何说法

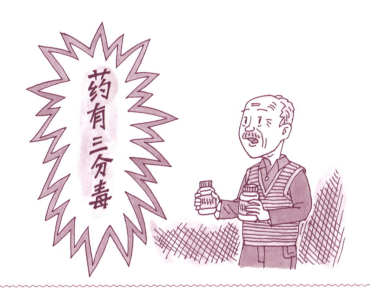

(1) 药品的选择须仔细审查。①药性宜温平中和。凡温平中和之药,如二陈汤、六和汤、保和丸等,有利于脾胃之健运,也不易引起脏腑的寒热偏移,对老年人利多弊少,故可以长久服用。②药方宜顺气补虚。如平胃散、半夏厚朴汤、越鞠丸、逍遥散等顺气调肝之剂可选用。

(2) 药剂宜安全无毒。老年人所服药物,最好在医生的指导下购置,并注意药物的使用期限。老年人随着年龄的增加,个体对药物的吸收、分布、代谢、排泄有所改变,故要密切观察老人服药后的身体反应。一旦出现不良反应,要及时采取措施以免造成严重后果。因此,老年人要非常关注安全用药问题。

(3) 注意投药剂量和剂型。老年人气血太弱,剂型多取丸散缓投,慢慢消解,祛邪而不伤正气。

(4)药疗和食疗交替运用。老年人多有宿疾,最常见者如咳喘、泄泻、心悸、消渴、胁痛等,常在一定环境下发动,如治疗不当,容易造成不良后果。宿疾发动之时,应投中和汤药;缓解期可选用相应的食疗药膳以图缓治。

小贴士

目前,市场上有非常多的保健品和补益中药饮片,子女出于一片孝心,亦不可擅自购买送给老人服用,老年人自己亦须慎重。曾有老年人服用某针对糖尿病的保健品而酿成大祸。原来,该保健品中添加了降糖药,患者自己也还在服用降糖药,两者药效叠加,患者服用后迅速出现低血糖危象、险些丧命。这几年流行服用铁皮枫斗(为石斛的一种),笔者遇某哮喘患者,该患者每日夜间发病后用药控制,仍见舌苔厚腻难除。某次复诊询问时,方得知该患者长期服用石斛。石斛为养阴要药,对痰湿或脾虚者不适用。因此,老年人进补一定要慎重,需认真了解保健品的组成和功效,不要擅自购置药物、服用药品。

50. "为人子者"如何帮助老人养老以求长寿？

原文选摘

> 为人子者，深宜察其寒温，审其饘药。依四时摄养之方，顺五行休旺之气，恭恪奉亲，慎无懈怠。
> ——《四时养老通用备疾药法第八》

饘，读 zhān，指较稠的粥。五行休旺之气，其中五行指金、木、水、火、土，五行对五季，木主春季，火主夏季，土主长夏，金主秋季，水主冬季。五行中某一行在主事的季节里，称为旺气，如木主春季，木气就旺于春；五行中某一行在不主事的季节里，称为休气，如木气就休于夏、长夏、秋季、冬季。

陈直在这里提醒老年人的家人晚辈，要仔细观察老人身体寒热是否适宜，认真考察其饮食药物。根据四季休旺之气的特点，选择合适的摄养方法，以顺应五行生克制化规律，恭敬谨慎奉养老人，不松懈，不懒惰。

从另一角度讲，老年朋友也要自我管理好自己的求医用药事宜，毕竟家人也有家人的事情。我们都知道，人在年老以后，气血渐竭，渐及诸脏，造成五脏气虚、皮肤肌脉筋骨失养、精神渐趋耗竭、抗病能力显著下降。此时若在生活上稍有不注意节制疏通，很容易受邪侵病袭，甚至发生危险。因此，既要自己重视保养，冷暖及时调整，注意食养，积极防病；又要靠后辈人资助供养，作出延年益寿的筹划。

对于儿女来说，儿女们应当做到：注意体察老年人的居住环境是否寒温合适，天热要开门窗通风，衣服要宽松而不暴露；天冷要关闭门户防贼风，衣服贴身柔软而保暖；还要注意衣服和寝具的卫生清洁，不可因衣物不洁导致皮肤病或呼吸系统疾病。

在饮食和药物方面，更需要直接检查。

(1) 食物太硬太软不可食，否则会引起消化不良或者引发宿疾。食物存放需注意保鲜储藏，腐败则直接舍弃。老年人多数非常节俭，食物反复保留食用，遇到开始腐败，经常不舍得扔掉，稍加处理继续食用。这往往会产生严重的后果，轻者得胃肠疾病，重者患食物中毒。

(2) 药物服用则更加要注意，药物都有一定毒性，对老年人来说，机体代谢缓慢，有害物质在体内滞留时间更长，更容易产生副作用，服药时必须审慎。对于偏僻处购买的药物，不了解药物组成与性能时，不要轻易服用。平时我们还常见到老年人服用邻居朋友赠药，这也是不妥的，因为赠药者多不懂医药，赠药多是因为自己有过服用经历，觉得该药对某些疾病有效，出于友好送给朋友。殊不知，药物针对不同的患者、不同的疾病，此时有效而彼时未必奏效。因此，赠药一定要谨慎，不轻易赠，也不轻易受赠。

(3) 另外，晚辈按照一年四季调养的方法，顺应五行主事与不主事之气，恭敬谨慎而不松懈、不懒惰地奉养老年人，才有益于老年人防病增寿。

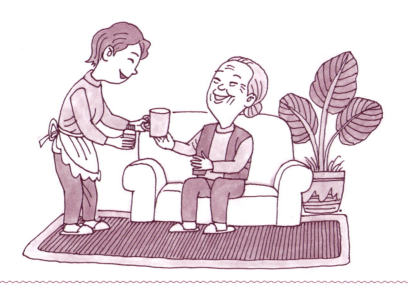

五、《养老奉亲书》对医药扶持养老有何说法

小贴士

　　为人儿女者,要"恭恪奉亲",认真体察老年人是否寒温适宜,保证老人饮食营养和服用药物的安全。家人照顾得好与不好,也是老年人养老长寿与否的关键所在。

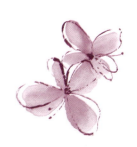

图书在版编目(CIP)数据

中医养老/肖梅华编著；上海科普教育促进中心组编.—上海：复旦大学出版社：
上海科学技术出版社：上海科学普及出版社,2017.10
("60岁开始读"科普教育丛书)
ISBN 978-7-309-13281-6

Ⅰ.中… Ⅱ.①肖…②上… Ⅲ.老年人-养生(中医)-普及读物 Ⅳ.R161.7-49

中国版本图书馆 CIP 数据核字(2017)第 239065 号

中医养老
肖梅华　编著
责任编辑/梁　玲

复旦大学出版社有限公司出版发行
上海市国权路 579 号　邮编：200433
网址：fupnet@fudanpress.com　http://www.fudanpress.com
门市零售：86-21-65642857　团体订购：86-21-65118853
外埠邮购：86-21-65109143　出版部电话：86-21-65642845
浙江新华数码印务有限公司

开本 890×1240　1/24　印张 5.25　字数 87 千
2017 年 10 月第 1 版第 1 次印刷

ISBN 978-7-309-13281-6/R·1642
定价：15.00 元

如有印装质量问题,请向复旦大学出版社有限公司出版部调换。
版权所有　侵权必究